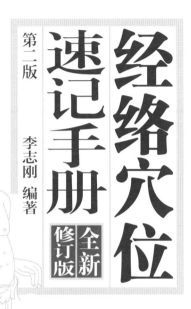

第二版

李志刚 编著

经络穴位速记手册

全新修订版

U0235267

全国百佳图书出版单位

化学工业出版社

·北京·

图书在版编目（CIP）数据

经络穴位速记手册：全新修订版/李志刚编著. —2版.
—北京：化学工业出版社，2021.12

  ISBN 978-7-122-39971-7

Ⅰ.①经… Ⅱ.①李… Ⅲ.①经络-手册②穴位-手
册 Ⅳ.①R224.4-62

中国版本图书馆CIP数据核字（2021）第194250号

全案策划
逗号张文化创意

责任编辑：高霞　　责任校对：边涛　　装帧设计：逗号张文化

出版发行：化学工业出版社
　　　　　（北京市东城区青年湖南街13号　邮政编码100011）
印　　装：北京瑞禾彩色印刷有限公司
787mm×1092mm　1/32　印张6　字数180千字
2022年3月北京第2版第1次印刷

购书咨询：010-64518888　售后服务：010-64518899
网　　址：http://www.cip.com.cn
凡购买本书，如有缺损质量问题，本社销售中心负责调换。

定　　价：39.80元　　　　　　　　　　版权所有　违者必究

再版说明

　　《经络穴位速记手册（真人全彩版）》一书自2014年出版以来，受到广大读者的喜爱和欢迎，至今已印刷销售8万余册。为满足广大读者的学习中医经络穴位的需要，更好地发挥本书助学助记的作用，我对原书内容进行了修订和补充。除订正原版书中的疏漏之处外，还增加了一些新的内容。现将本书具体修订情况说明如下：

　　1.　基本保持原书体例、结构不变。

　　2.　增加了五输穴、原穴、络穴、募穴、郄穴、八会穴和八脉交会穴等特定穴，并对其特殊作用及特点做了相应介绍。

　　3.　古代针灸腧穴文献对腧穴主治的描述多为症状，而不是具体的病。本次修订以国家标准《经穴名称与定位》（GB/T 12346—2021）和国家标准《腧穴主治》（GB/T 30233—2013）为依据，对穴位主治进行提炼，仅列出基础症状和特异性主治症。

　　4.　简便取穴法散见于各章节的快速取穴方法中，故在"取穴定位方法"中不再做集中介绍，增加了"常用定位解剖标志"以便查询使用。

　　5.　增补重点穴位速记歌诀15首。

　　6.　本次修订新增了二维码，手机扫码可快速搜索查找腧穴及相关讲解、助记歌诀，并可查看经络穴位高清大图。

　　本着对读者负责的态度，我在修订过程中对原版书通篇进行斟字酌句的考量，力求杜绝瑕疵和错误。由于编写时间以及编者水平的限制，书中难免存在疏漏和不当之处，恳请同道和读者批评指正。

于北京中医药大学

第一版前言

要想学好针灸、推拿，了解和掌握经络、穴位知识是基础。初学者面对人体常用的14条经络和400余个穴位，常感到手足无措，不知从何学起。为了帮助大家更快、更准确地掌握经络、穴位知识，我们编写了《经络穴位速记手册（真人全彩版）》。

本手册分为三个部分，第一部分系统介绍了经络和穴位的相关知识，第二、第三部分详细介绍了全身361个经穴和53个经外奇穴，包括每个穴位的定位、取穴、针灸的方法和主治病症，并用真人图片来标示穴位，清晰准确、形象直观。本书最突出的特点是，在介绍每条经络和一些重点穴位时，配备了朗朗上口、易学易记的歌诀。这些歌诀是历代医学家经过千百年的临床实践和教学经验归纳而成的，文字简练，便于诵读，一旦记熟可长期不忘。

（1）**循行歌**。让你快速记住每条经脉的起止部位、循行路线，以及所联系的脏腑。

（2）**主治病症歌**。让你对每条经脉及重要穴位所主治病症了然于胸，随学随用。

（3）**腧穴速记歌**。让你花很少的时间，就可以记住每条经脉都包括哪些穴位。

（4）**腧穴分寸歌**。让你用最短的时间，熟悉全身穴位所在的部位，掌握快速取穴的方法。

本书具有内容全面、图文互参、查找方便、帮助记忆等特点，适合中医院医师、中医院学生和中医爱好者学习使用。

目录

了解经络系统和腧穴

经络系统 2
十二经脉 3
十二经别与十五络脉 6
奇经八脉 7

腧穴 7
腧穴的作用 7

特定穴 9

取穴定位方法 13
骨度折量定位法 13
体表解剖标志定位法 15
指寸定位法 16

十二经脉及腧穴

手太阴肺经 18
循行 18
主治病症 18
速记歌诀 19
中府 20
云门 20
天府 20
侠白 21
尺泽 21
孔最 21
列缺 22
经渠 22
太渊 22
鱼际 23
少商 23

手阳明大肠经 24
循行 24
主治病症 24
速记歌诀 25
商阳 26
二间 26
三间 26
合谷 27
阳溪 27
偏历 27
温溜 28
下廉 28
上廉 28
手三里 28
曲池 29
肘髎 29
手五里 29
臂臑 30
肩髃 30
巨骨 30
天鼎 30
扶突 31
口禾髎 31
迎香 31

足阳明胃经 ·········· 32

循行	33	库房	38	气冲	42
主治病症	33	屋翳	38	髀关	43
速记歌诀	33	膺窗	38	伏兔	43
承泣	35	乳中	39	阴市	43
四白	35	乳根	39	梁丘	44
巨髎	35	不容	39	犊鼻	44
地仓	35	承满	39	足三里	44
大迎	36	梁门	40	上巨虚	45
颊车	36	关门	40	条口	45
下关	36	太乙	40	下巨虚	45
头维	36	滑肉门	40	丰隆	46
人迎	37	天枢	41	解溪	46
水突	37	外陵	41	冲阳	46
气舍	37	大巨	41	陷谷	47
缺盆	37	水道	42	内庭	47
气户	38	归来	42	厉兑	47

足太阴脾经 ·········· 48

循行	48	三阴交	51	腹结	53
主治病症	48	漏谷	52	大横	54
速记歌诀	49	地机	52	腹哀	54
隐白	50	阴陵泉	52	食窦	54
大都	50	血海	52	天溪	54
太白	50	箕门	53	胸乡	55
公孙	51	冲门	53	周荣	55
商丘	51	府舍	53	大包	55

手少阴心经 56

循行	56	青灵	58	阴郄	60
主治病症	56	少海	59	神门	60
速记歌诀	57	灵道	59	少府	61
极泉	58	通里	60	少冲	61

手太阳小肠经 62

循行	62	养老	65	肩外俞	68
主治病症	62	支正	66	肩中俞	68
速记歌诀	63	小海	66	天窗	68
少泽	64	肩贞	66	天容	69
前谷	64	臑俞	67	颧髎	69
后溪	64	天宗	67	听宫	69
腕骨	65	秉风	67		
阳谷	65	曲垣	67		

足太阳膀胱经 70

循行	71	大杼	75	气海俞	79
主治病症	71	风门	76	大肠俞	80
速记歌诀	71	肺俞	76	关元俞	80
睛明	73	厥阴俞	76	小肠俞	80
攒竹	73	心俞	77	膀胱俞	81
眉冲	73	督俞	77	中膂俞	81
曲差	74	膈俞	77	白环俞	81
五处	74	肝俞	77	上髎	82
承光	74	胆俞	78	次髎	82
通天	74	脾俞	78	中髎	82
络却	75	胃俞	78	下髎	83
玉枕	75	三焦俞	79	会阳	83
天柱	75	肾俞	79	承扶	83

殷门	83	阳纲	86	跗阳	89
浮郄	84	意舍	87	昆仑	90
委阳	84	胃仓	87	仆参	90
委中	84	肓门	87	申脉	90
附分	85	志室	87	金门	90
魄户	85	胞肓	88	京骨	91
膏肓	85	秩边	88	束骨	91
神堂	85	合阳	88	足通谷	91
譩譆	86	承筋	88	至阴	91
膈关	86	承山	89		
魂门	86	飞扬	89		

足少阴肾经 92

循行	92	交信	96	石关	99
主治病症	92	筑宾	96	阴都	99
速记歌诀	93	阴谷	96	腹通谷	99
涌泉	94	横骨	97	幽门	99
然谷	94	大赫	97	步廊	100
太溪	94	气穴	97	神封	100
大钟	95	四满	98	灵墟	100
水泉	95	中注	98	神藏	101
照海	95	肓俞	98	彧中	101
复溜	96	商曲	98	俞府	101

手厥阴心包经 102

循行	102	天泉	104	内关	106
主治病症	102	曲泽	105	大陵	107
速记歌诀	103	郄门	105	劳宫	107
天池	104	间使	106	中冲	107

手少阳三焦经 ································· 108

循行 ················ 108
主治病症 ········ 108
速记歌诀 ········ 109
关冲 ················ 110
液门 ················ 110
中渚 ················ 111
阳池 ················ 111
外关 ················ 112
支沟 ················ 112

会宗 ················ 112
三阳络 ············ 113
四渎 ················ 113
天井 ················ 113
清冷渊 ············ 114
消泺 ················ 114
臑会 ················ 114
肩髎 ················ 115
天髎 ················ 115

天牖 ················ 115
翳风 ················ 116
瘈脉 ················ 116
颅息 ················ 116
角孙 ················ 116
耳门 ················ 117
耳和髎 ············ 117
丝竹空 ············ 117

足少阳胆经 ································· 118

循行 ················ 119
主治病症 ········ 119
速记歌诀 ········ 119
瞳子髎 ············ 121
听会 ················ 121
上关 ················ 121
颔厌 ················ 122
悬颅 ················ 122
悬厘 ················ 122
曲鬓 ················ 122
率谷 ················ 123
天冲 ················ 123
浮白 ················ 123
头窍阴 ············ 123
完骨 ················ 124
本神 ················ 124

阳白 ················ 124
头临泣 ············ 125
目窗 ················ 125
正营 ················ 125
承灵 ················ 126
脑空 ················ 126
风池 ················ 126
肩井 ················ 127
渊腋 ················ 127
辄筋 ················ 127
日月 ················ 128
京门 ················ 128
带脉 ················ 128
五枢 ················ 129
维道 ················ 129
居髎 ················ 129

环跳 ················ 129
风市 ················ 130
中渎 ················ 130
膝阳关 ············ 130
阳陵泉 ············ 130
阳交 ················ 131
外丘 ················ 131
光明 ················ 131
阳辅 ················ 131
悬钟 ················ 132
丘墟 ················ 132
足临泣 ············ 132
地五会 ············ 133
侠溪 ················ 133
足窍阴 ············ 133

足厥阴肝经 ·········· 134

循行 ·········· 135	中封 ·········· 138	足五里 ·········· 140
主治病症 ·········· 135	蠡沟 ·········· 138	阴廉 ·········· 140
速记歌诀 ·········· 135	中都 ·········· 138	急脉 ·········· 140
大敦 ·········· 137	膝关 ·········· 139	章门 ·········· 141
行间 ·········· 137	曲泉 ·········· 139	期门 ·········· 141
太冲 ·········· 137	阴包 ·········· 139	

督脉 ·········· 142

循行 ·········· 142	至阳 ·········· 146	百会 ·········· 149
主治病症 ·········· 142	灵台 ·········· 146	前顶 ·········· 149
速记歌诀 ·········· 143	神道 ·········· 146	囟会 ·········· 149
长强 ·········· 144	身柱 ·········· 147	上星 ·········· 150
腰俞 ·········· 144	陶道 ·········· 147	神庭 ·········· 150
腰阳关 ·········· 144	大椎 ·········· 147	印堂 ·········· 150
命门 ·········· 145	哑门 ·········· 147	素髎 ·········· 150
悬枢 ·········· 145	风府 ·········· 148	水沟 ·········· 151
脊中 ·········· 145	脑户 ·········· 148	兑端 ·········· 151
中枢 ·········· 145	强间 ·········· 148	龈交 ·········· 151
筋缩 ·········· 146	后顶 ·········· 148	

任脉 ·········· 152

循行 ·········· 152	阴交 ·········· 156	中庭 ·········· 159
主治病症 ·········· 152	神阙 ·········· 156	膻中 ·········· 159
速记歌诀 ·········· 153	水分 ·········· 156	玉堂 ·········· 159
会阴 ·········· 154	下脘 ·········· 157	紫宫 ·········· 160
曲骨 ·········· 154	建里 ·········· 157	华盖 ·········· 160
中极 ·········· 154	中脘 ·········· 157	璇玑 ·········· 160
关元 ·········· 155	上脘 ·········· 158	天突 ·········· 161
石门 ·········· 155	巨阙 ·········· 158	廉泉 ·········· 161
气海 ·········· 155	鸠尾 ·········· 158	承浆 ·········· 161

经外奇穴

头颈部奇穴 163

四神聪 .... 163　　内迎香 .... 166　　安眠 168

当阳 .... 163　　聚泉 .... 166　　新设 168

鱼腰 .... 164　　海泉 .... 166　　颈百劳 168

太阳 .... 164　　金津 .... 166　　血压点 168

耳尖 .... 165　　玉液 167

球后 .... 165　　牵正 167

上迎香 .... 165　　翳明 167

胸腹部奇穴 169

子宫 169

提托 169

背部奇穴 170

定喘 .... 170　　接脊 .... 171　　十七椎 172

夹脊 .... 170　　痞根 .... 171　　腰宜 172

胃脘下俞 .... 171　　腰眼 172

上肢部奇穴 173

肘尖 .... 173　　大骨空 .... 174　　八邪 176

二白 .... 173　　小骨空 .... 175　　四缝 176

中泉 .... 174　　腰痛点 .... 175　　十宣 176

中魁 .... 174　　外劳宫 175

下肢部奇穴 177

髋骨 177　　　胆囊 178　　　八风 179

鹤顶 177　　　阑尾 179　　　里内庭 180

百虫窝 178　　内踝尖 179　　独阴 180

内膝眼 178　　外踝尖 179　　气端 180

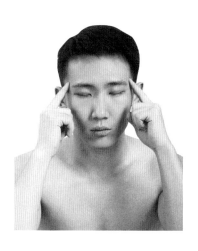

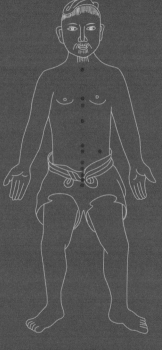

了解经络系统和腧穴

遍布全身的经络和腧穴与健康息息相关。系统地了解经络系统和腧穴可以帮助我们诊断疾病，确定治疗原则，在相应的部位取穴施治，达到治疗疾病的目的。

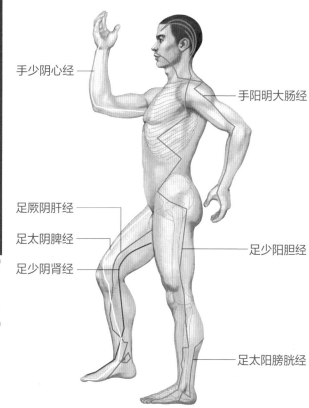

经络系统

经络系统是由十二经脉、奇经八脉、十二经别、十五络脉、十二经筋和十二皮部组成的。十二经脉，是经络系统的主干；十二经别，是十二经脉在胸、腹及头部的内行支脉；十五络脉，是十二经脉在四肢部及躯干前、后、侧三部的外行支脉。奇经八脉，是具有特殊分布和作用的经脉。

手少阴心经

手阳明大肠经

足厥阴肝经

足太阴脾经

足少阳胆经

足少阴肾经

足太阳膀胱经

微信扫码
轻松找穴
· 穴位查询
· 经络大图
· 速记歌诀
· 拓展阅读

◆ 十二经脉

　　十二经脉又称十二正经，按其流注次序分别为手太阴肺经、手阳明大肠经、足阳明胃经、足太阴脾经、手少阴心经、手太阳小肠经、足太阳膀胱经、足少阴肾经、手厥阴心包经、手少阳三焦经、足少阳胆经和足厥阴肝经。

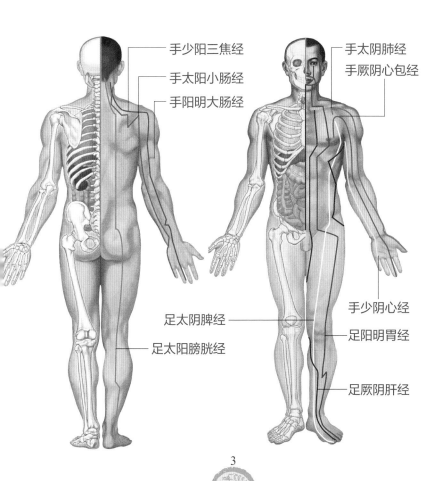

手少阳三焦经

手太阳小肠经

手阳明大肠经

手太阴肺经

手厥阴心包经

手少阴心经

足阳明胃经

足厥阴肝经

足太阴脾经

足太阳膀胱经

● 十二经脉的分布规律

十二经脉外行部分

在外部，十二经脉分布于四肢、头面和躯干。

四肢部

上肢内侧的经脉分布是手太阴肺经在前，手厥阴心包经在中，手少阴心经在后。

上肢外侧的经脉分布是手阳明大肠经在前，手少阳三焦经在中，手太阳小肠经在后。

下肢内侧的经脉分布是内踝上8寸以下，足厥阴肝经在前，足太阴脾经在中，足少阴肾经在后；内踝上8寸以上，足太阴脾经在前，足厥阴肝经在中，足少阴肾经在后。

下肢外侧的经脉分布是足阳明胃经在前，足少阳胆经在中，足太阳膀胱经在后。

头面部

手阳明经、足阳明经大致行于面部、额部，手太阳经、足太阳经大致行于面颊、头顶及头后部，手少阳经、足少阳经行于头侧部。

躯干部

手三阳经行于肩胛部，手三阴经均从腋下走出。

足三阳经在躯干部的分布比较广泛，大致为阳明经行于前（胸、腹面），太阳经行于后（背面），少阳经行于侧面。

足三阴经均行于腹面，自内（胸腹正中线）向外依次为足少阴肾经、足阳明胃经、足太阴脾经、足厥阴肝经。

十二经脉内行部分

十二经脉内属于脏腑。阴经为里，属于脏；阳经为表，属于腑。

手三阴联系于胸部，其内属于肺、心包、心。

足三阴联系于腹部，其内属于脾、肝、肾。

足三阳内属于胃、胆、膀胱。

手三阳内属于大肠、三焦、小肠。

● 十二经脉的走向、流注和衔接

十二经脉的走向、流注

十二经脉的循行有一定的方向，或上行，或下行，形成"脉行之逆顺"，其走向规律是：手三阴经从胸走手，手三阳经从手走头，足三阳经从头走足，足三阴经从足走腹（胸）。

这种"脉行之逆顺"，使得十二经脉之间阴阳相贯，首尾相接，构成"如环无端"的气血流注关系。十二经脉主运行气血，营气行于脉中，卫气行于脉外。

十二经脉的衔接

十二经脉正常的流注，除有逆顺之走向外，各经脉尚需相互衔接。十二经脉之间的连接，除了两经直接相连外，有的是通过分支相互连接的。

（1）阴经与阳经（阴阳表里经）在手足部衔接：手太阴肺经在示指与手阳明大肠经交接；手少阴心经在小指与手太阳小肠经连接；手厥阴心包经在环指与手少阳三焦经交接；足阳明胃经在足大趾（内侧）与足太阴脾经交接；足太阳膀胱经在足小趾与足少阴肾经交接；足少阳胆经在足大趾（外侧）与足厥阴肝经交接。

（2）阳经与阳经（手足同名阳经）在头面部衔接：手阳明大肠经与足阳明胃经在鼻旁交接；手太阳小肠经与足太阳膀胱经在目内眦交接；手少阳三焦经和足少阳胆经在目外眦交接。

（3）阴经与阴经（手足三阴经）在胸部衔接：足太阴脾经与手少阴心经交接于心中；足少阴肾经与手厥阴心包经交接于胸中；足厥阴肝经与手太阴肺经交接于肺中。

◆ 十二经别与十五络脉

十二经别，是从十二经脉另行分出，别行深入体腔，起沟通作用的支脉。

十二经别多从四肢肘膝上下的正经分出，分布于胸腹腔和头部，具有"离、入、出、合"的分布特点。

十二经脉在四肢部各分出一络，再加躯干前的任脉络、躯干后的督脉络及躯干侧的脾之大络，共计 15 条，称"十五络脉"。四肢部的 12 络，从相应络穴分出后均走向相应表里经，主要起沟通表里两经和补充经脉循行不足的作用；躯干部的 3 络，起渗灌气血的作用。

络脉和经别都是经脉的分支，均有加强表里两经联系的作用，所不同者，经别分布较深，无所属腧穴，也无所主病症；络脉分布较浅，各有一络穴，并有所主病症。

◆ 奇经八脉

奇经八脉是督脉、任脉、冲脉、带脉、阳跷脉、阴跷脉、阳维脉、阴维脉8条经脉的合称。奇经八脉不同于十二正经，既不直属脏腑，又无表里配合关系，是具有特殊作用的经脉，对十二经脉起统率、联络和调节气血盛衰的作用。

督脉行于后正中线，任脉行于前正中线，任、督二脉各有本经所属穴位及相关病候，故与十二经脉相提并论，合称为"十四经"。冲脉、带脉、阳跷脉、阴跷脉、阳维脉、阴维脉的穴位均寄附于十二经脉之上。

腧穴

腧穴是人体脏腑经络气血输注结聚于体表的部位，也是针灸、推拿等疗法主要的施术部位。

◆ 腧穴的作用

腧穴的作用主要体现在诊断和治疗两个方面。

● 诊断

人体脏腑组织和经络功能失调时，相应的腧穴就会有所反应，通过对这些反应的观察和探测可以协助诊断疾病。反应的部位通常出现在原穴、背俞穴、募穴、郄穴、下合穴等特定穴位处。

压痛是最常见的病理反应，按压穴位寻找压痛点是穴位诊断的重要内容。如胃肠疾病患者常在足三里、上巨虚、天枢等穴处出现明显压痛；痛经等妇科病症常在三阴交、地机、血海等穴处出现明显压痛。

除压痛外，还有许多其他反应，如过敏、隆起、凹陷、脱屑、硬结、丘疹、瘀斑，以及局部皮肤色泽和温度的改变等。

● 治疗

通过刺激腧穴，可以疏通经络，调和气血，扶正祛邪，使阴阳恢复平衡，脏腑趋于协调，达到预防和治疗疾病的目的。

近治作用：

所有腧穴都能治疗它们所在部位及邻近组织和器官的病症。如眼睛周围的睛明、承泣、四白、鱼腰、太阳等穴位都能治疗眼病；耳郭周围的耳门、翳风等穴位都能治疗耳病。

远治作用：

许多经穴，特别是十二经脉在四肢肘、膝关节以下的腧穴，不仅能治疗局部病症，而且能治疗远离穴位所在部位的病症。腧穴的远治作用与经络的循行分布密切相关，每条经脉上所分布的穴位都能治疗发生在该经脉循行线上的病症。如百会穴不仅可治疗头痛、眩晕等头部病症，还可治疗脱肛、子宫下垂等病症。

特殊作用：

与药物一样，有些腧穴对某种病症具有特殊的治疗作用，可作为对症治疗的首选穴位，如合谷止痛、内关止呕、大椎退热、至阴矫正胎位。有些腧穴对机体的不同状态有着良性的双向调节作用。如天枢穴既有止泻作用，亦有通便作用；足三里穴既能治疗胃轻瘫，又能治疗胃痉挛导致的胃痛等。

◆ 特定穴

所谓特定穴是指十四经穴中具有特殊治疗作用，并有特定称谓的穴位。特定穴共分十大类，分别是五输穴、原穴、络穴、郄穴、八脉交会穴、下合穴、背俞穴、募穴、八会穴、交会穴。

● 五输穴

五输穴是指十二经脉在肘、膝关节以下的井、荥、输、经、合穴，简称"五输"。井穴多位于手足之端；荥穴多位于掌指或跖趾关节之前；输穴多位于掌指或跖趾关节之后；经穴多位于腕、踝关节以上；合穴则位于肘、膝关节附近。每条经脉的五输穴有 5 个，十二经共 60 穴。

阴经井穴属木，荥穴属火，输穴属土，经穴属金，合穴属水；阳经井穴属金，荥穴属水，输穴属木，经穴属火，合穴属土。

井主心下满，荥主身热，输主身重节痛，经主喘咳寒热，合主逆气而泄。

六阴经五输穴及与五行配属					
六阴经	井（木）	荥（火）	输（土）	经（金）	合（水）
肺（金）	少商	鱼际	太渊	经渠	尺泽
心包（相火）	中冲	劳宫	大陵	间使	曲泽
心（火）	少冲	少府	神门	灵道	少海
脾（土）	隐白	大都	太白	商丘	阴陵泉
肝（木）	大敦	行间	太冲	中封	曲泉
肾（水）	涌泉	然谷	太溪	复溜	阴谷

六阳经五输穴及与五行配属					
六阳经	井（金）	荥（水）	输（木）	经（火）	合（土）
大肠（金）	商阳	二间	三间	阳溪	曲池
三焦（相火）	关冲	液门	中渚	支沟	天井
小肠（火）	少泽	前谷	后溪	阳谷	小海
胃（土）	厉兑	内庭	陷谷	解溪	足三里
胆（木）	足窍阴	侠溪	足临泣	阳辅	阳陵泉
膀胱（水）	至阴	足通谷	束骨	昆仑	委中

● 原穴

原穴是脏腑原气经过留止的部位，多位于腕、踝关节附近，十二经脉在四肢部各有一个原穴，合称"十二原"。原穴之"原"即本源、原气之意，原气通过三焦运行于脏腑，是人体维持生命活动的原动力。阴经的原穴就是五输穴中的输穴，阳经则于输穴之外另有原穴。

原穴在临床上主要用于诊断和治疗脏腑疾病。脏腑有病时，常在相应的原穴处有异常反应，可据此推断脏腑病情。另外，以针刺原穴可使三焦的原气通达，从而发挥调动正气抵御外邪的作用。

十二经原穴表

经属	经脉	穴位	经脉	穴位	经脉	穴位
手三阴经	肺 经——太渊		心 经——神门		心包经——大陵	
手三阳经	大肠经——合谷		小肠经——腕骨		三焦经——阳池	
足三阴经	脾 经——太白		肾 经——太溪		肝 经——太冲	
足三阳经	胃 经——冲阳		膀胱经——京骨		胆 经——丘墟	

● 络穴

十五络脉在本经分出的部位各有一穴位，称为络穴。十二经脉各有1个络穴，加上腹部的任脉络穴鸠尾、背部的督脉络穴长强和胸胁的脾之大络大包，总称"十五络穴"。

原穴与络穴在临床上既可单独使用，又可相互配合使用。络穴除了主治本络脉的病症外，由于可沟通表里两经，十二经络穴不仅可以治疗本经病，还能治疗其相表里的经脉的病症，甚至对其他一些有关经脉的病症都有治疗作用。

十五络穴表

经属	经脉	穴位	经脉	穴位	经脉	穴位
手三阴经	肺 经——列缺		心 经——通里		心包经——内关	
手三阳经	大肠经——偏历		小肠经——支正		三焦经——外关	
足三阴经	脾 经——公孙		肾 经——大钟		肝 经——蠡沟	
足三阳经	胃 经——丰隆		膀胱经——飞扬		胆 经——光明	
任、督、脾大络	任 脉——鸠尾		督 脉——长强		脾大络——大包	

● 募穴

募穴是脏腑之气结聚于胸腹部的穴位，又称"腹募穴"。募穴皆位于胸腹部，与其相关脏腑的位置接近，一半募穴分布于正中任脉，为单穴，其余募穴则在两旁各经，为双穴，六脏六腑各一募穴，共12穴。

在临床上，募穴主要用于诊断治疗与其相应的脏腑疾病，募穴与俞穴既可单独使用，也可配合使用。

脏腑募穴表

两侧募穴	正中募穴	两侧募穴	正中募穴
肺——中府	心包——膻中	脾——章门	三焦——石门
肝——期门	心——巨阙	肾——京门	小肠——关元
胆——日月	胃——中脘	大肠——天枢	膀胱——中极

● 郄穴

郄穴是各经经气深聚的部位，多分布于四肢肘、膝关节以下，只有胃经郄穴梁丘位于膝上。十二经脉和奇经八脉中的阴阳跷脉和阴阳维脉各有一郄穴，共16穴。

郄穴用于治疗本经循行部位及所属脏腑的急性病症。此外，由于郄穴反映病候较快，时常被用来协助诊断。

十六郄穴表

阴经	郄穴	阳经	郄穴
手太阴肺经	孔最	手阳明大肠经	温溜
手厥阴心包经	郄门	手少阳三焦经	会宗
手少阴心经	阴郄	手太阳小肠经	养老
足太阴脾经	地机	足阳明胃经	梁丘
足厥阴肝经	中都	足少阳胆经	外丘
足少阴肾经	水泉	足太阳膀胱经	金门
阴维脉	筑宾	阳维脉	阳交
阴跷脉	交信	阳跷脉	跗阳

● 八会穴

八会穴是指脏、腑、筋、脉、气、血、骨、髓之精气会聚的8个穴位。八会穴分布于躯干部和四肢部，其中脏、腑、气、血、骨的穴位在躯干部，筋、脉、髓的穴位在四肢部。

八会穴的临床应用主要在治疗方面，其对各自所会的脏、腑、气、血、筋、脉、骨、髓相关的病症有特殊的治疗作用。另外，《难经·四十五难》中说"热病在内者，取其会之气穴也"，表明八会穴还能治疗相关的热病。

八会穴表

八会	脏会	腑会	气会	血会	筋会	脉会	骨会	髓会
穴名	章门	中脘	膻中	膈俞	阳陵泉	太渊	大杼	绝骨

● 八脉交会穴

八脉交会穴指奇经八脉与十二正经脉气相通的8个穴位，即公孙、内关、足临泣、外关、后溪、申脉、列缺、照海，又称"交经八穴""流注八穴""八脉八穴"。八脉交会穴分布于腕、踝关节上下。

由于八脉交会穴相通正经和奇经，其治疗范围非常广泛，除了能治疗本经病症外，还能治疗与之相通的奇经八脉的病症。临床应用中，八脉交会穴既可单独使用，也可配伍应用。

八脉交会穴表

经属	八穴	通八脉	会合部位
足太阴	公孙	冲脉	胃、心、胸
手厥阴	内关	阴维脉	
手少阳	外关	阳维脉	目外眦、颊、颈、耳后、肩
足少阳	足临泣	带脉	
手太阳	后溪	督脉	目内眦、颈、耳、肩胛
足太阳	申脉	阳跷脉	
手太阴	列缺	任脉	胸、肺、膈、喉咙
足少阴	照海	阴跷脉	

◆ 骨度折量定位法

骨度折量定位法也叫骨度分寸法，以体表骨节为主要标志，把人体不同部位的长度和宽度划分若干等份，以此折算量取穴位。

部位	起止点	折量寸	度量法	说明
头面部	前发际正中→后发际正中	12	直寸	用于确定头部腧穴的纵向距离
	眉间（印堂）→前发际正中	3	直寸	用于确定前发际及其头部腧穴的纵向距离
	第7颈椎棘突下（大椎）→后发际正中	3	直寸	用于确定后发际及其头部腧穴的纵向距离
	两额角发际（头维）之间	9	横寸	用于确定头前部腧穴的横向距离
	耳后两乳突（完骨）之间	9	横寸	用于确定头后部腧穴的横向距离
胸腹胁部	胸骨上窝（天突）→剑突尖	9	直寸	用于确定胸部任脉穴的纵向距离
	剑突尖→脐中	8	直寸	用于确定上腹部腧穴的纵向距离
	脐中→耻骨联合上缘（曲骨）	5	直寸	用于确定下腹部腧穴的纵向距离
	两肩胛骨喙突内侧缘之间	12	横寸	用于确定胸部腧穴的横向距离
	两乳头之间	8	横寸	用于确定胸腹部腧穴的横向距离
背腰部	肩胛骨内侧缘→后正中线	3	横寸	用于确定背腰部腧穴的横向距离
上肢部	腋前、后纹头→肘横纹（平尺骨鹰嘴）	9	直寸	用于确定上臂部腧穴的纵向距离
	肘横纹（平尺骨鹰嘴）→腕掌（背）侧远端横纹	12	直寸	用于确定前臂部腧穴的纵向距离
下肢部	耻骨联合上缘→髌底	18	直寸	用于确定大腿部腧穴的纵向距离
	髌底→髌尖	2	直寸	
	髌尖（膝中）→内踝尖（胫骨内侧髁下方阴陵泉→内踝尖为13寸）	15	直寸	用于确定小腿内侧部腧穴的纵向距离
	股骨大转子→腘横纹（平髌尖）	19	直寸	用于确定大腿前外侧部腧穴的纵向距离
	臀沟→腘横纹	14	直寸	用于确定大腿后部腧穴的纵向距离
	腘横纹（平髌尖）→外踝尖	16	直寸	用于确定小腿外侧部及其后侧部腧穴的纵向距离
	内踝尖→足底	3	直寸	用于确定足内侧部腧穴的纵向距离

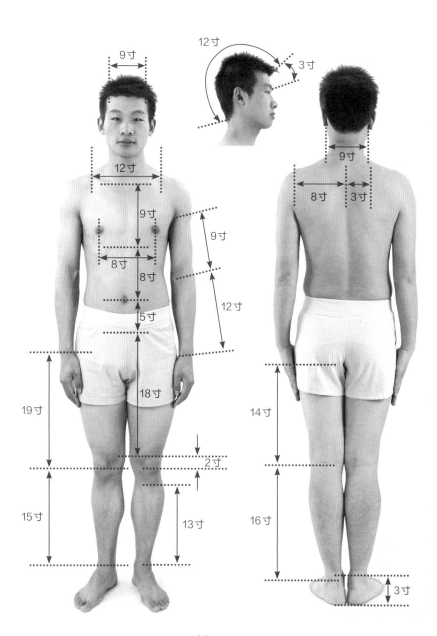

9寸

12寸

3寸

12寸

9寸

8寸

3寸

12寸

9寸

9寸

8寸

8寸

5寸

18寸

19寸

2寸

15寸

13寸

14寸

16寸

3寸

14

◆ 体表解剖标志定位法

体表解剖标志定位法也叫体表标志法，是利用五官、毛发、指甲、乳头、脐窝、骨关节等处及肌肉隆起等部位作为取穴标志的方法。

● 固定的标志

固定标志，指不受人体活动影响而固定不移的标志包括五官轮廓、发际、指甲、乳头、脐以及骨节凸起和凹陷、肌肉隆起等。比较明显的标志，如鼻尖取素髎、两眉中间取印堂、两乳头中间取膻中等。此外，可依据肩胛冈平第3胸椎棘突，肩胛骨下角平第7胸椎棘突，髂嵴平第4腰椎棘突，来定位背腰部的腧穴。

● 活动的标志

活动标志，指需要采取相应的动作姿势才能出现的标志，如皮肤的皱纹、肌肉的凹陷、肌腱的显露以及某些关节间隙等。例如：取耳门、听宫、听会三穴要张口取；下关应闭口取；取阳溪应将拇指跷起，当拇长、短伸肌腱之间的凹陷中；握拳，掌后横纹取后溪等。

常用定穴解剖标志	
第2肋	平胸骨角水平；锁骨下可触及的肋骨即第2肋
第4肋间隙	男性乳头平第4肋间隙
第11肋骨游离端	侧卧举臂，从腋后线的肋弓软骨缘下方向后可触及第12肋骨游离缘，再沿着肋弓缘向前触摸到的浮肋即第11肋骨游离端
第12肋骨游离缘	侧卧举臂，从腋后线的肋弓软骨缘下方向后可触及第12肋骨游离缘
第7颈椎棘突	颈后隆起最高且能随头旋转而转动者为第7颈椎棘突
第2胸椎棘突	直立，两手下垂时，两肩胛骨上角连线与后正中线的交点
第3胸椎棘突	直立，两手下垂时，两肩胛冈内侧端连线与后正中线的交点
第7胸椎棘突	直立，两手下垂时，两肩胛骨下角的水平线与后正中线的交点
第12胸椎棘突	直立，两手下垂时，横平两肩胛骨下角与两髂嵴最高点连线的中点
第4腰椎棘突	两髂嵴最高点连线与后正中线的交点
第2腰椎棘突	两侧十二游离肋端连线与后正中线的交点
第2骶椎	两髂后上棘连线与后正中线的交点
骶管裂孔	取尾骨上方左右的骶角，与两骶角平齐的后正中线上

15

◆ 指寸定位法

指寸定位法又称手指同身寸法，是以被取穴者本人的手指为标准进行测量定位，主要用于四肢部、面部和背部。常用的手指同身寸有以下三种。

（1）中指同身寸：屈中指，以被取穴者中指中节桡侧两端纹头之间的距离作为1寸。

（2）拇指同身寸：以被取穴者拇指的指间关节（拇指横纹处）的宽度作为1寸。

（3）横指同身寸：被取穴者示指、中指、环指和小指四指并拢，以中指中节横纹为准，画一条横线，其四指的宽度作为3寸。四指相并曰"一夫"，故此法又称"一夫法"。

以上三种方法在应用时需互相结合，即主要采用体表解剖标志定位法、骨度折量定位法，而对少数难以完全采用上述两种方法定位的腧穴，则配合使用指寸定位法。

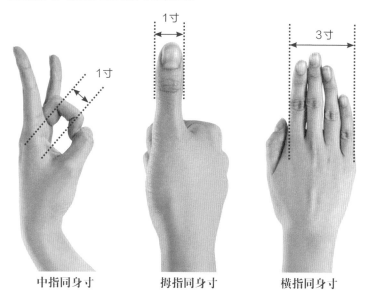

中指同身寸　　　　拇指同身寸　　　　横指同身寸

十二经脉及腧穴

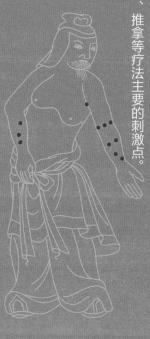

十二经脉是整个经络系统的主体，是气血运行的干线，包括手太阴肺经、手阳明大肠经、足阳明胃经、足太阴脾经、手少阴心经、手太阳小肠经、足太阳膀胱经、足少阴肾经、手厥阴心包经、手少阳三焦经、足少阳胆经和足厥阴肝经。

腧穴是指脏腑经络之气血输注于体表的部位，也是针灸、推拿等疗法主要的刺激点。

手太阴肺经

循行

起始于中焦，向下联络大肠，回过来沿贲门穿过膈肌，属于肺脏。从肺系（气管、喉咙）横出腋下，循上臂内侧，行于手少阴、手厥阴经之前，下过肘中，沿前臂内侧桡骨下缘，进入寸口（桡动脉搏动处），上行至大鱼际部，沿其边际，出大指的末端。

其支脉，从腕后走向食指内（桡）侧，出其末端。

主治病症

咳嗽、气喘、肺胀满等呼吸系统疾病和胸痛、肩背痛等病症。

微信扫码
轻松找穴
· 穴 位 查 询
· 经 络 大 图
· 速 记 歌 诀
· 拓 展 阅 读

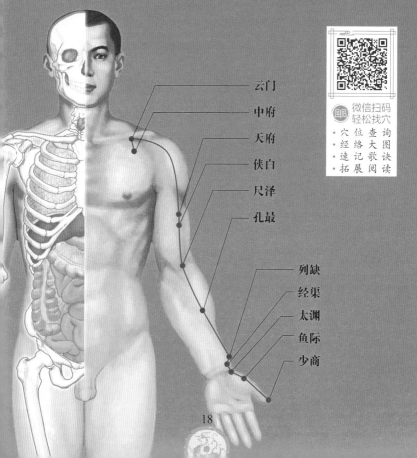

云门
中府
天府
侠白
尺泽
孔最
列缺
经渠
太渊
鱼际
少商

速记歌诀

循行歌

手太阴肺中焦生，
络肠循胃散流行，
上膈属肺从肺系，
横出腋下臑中行，
循臂寸口上鱼际，
大指内侧爪端通，
支络还从腕后出，
接次指属阳明经。

手太阴肺经腧穴速记歌

手太阴肺十一穴，
中府云门天府列，
次则侠白下尺泽，
又次孔最与列缺，
经渠太渊下鱼际，
抵指少商如韭叶。

主治病症速记歌

此经多气而少血，
是动则病喘与咳，
肺胀膨膨缺盆痛，
两手交瞀为臂厥；
所生病者为气嗽，
喘渴烦心胸满结，
臑臂之内前廉痛，
小便频数掌中热，
气虚肩背痛而寒，
气盛亦疼风汗出，
欠伸少气不足息，
遗矢无度溺色赤。

手太阴肺经腧穴分寸歌

太阴中府三肋间，
上行云门寸六许，
云在璇玑旁六寸，
天府腋三动脉求，
侠白肘上五寸主，
尺泽肘中约纹是，
孔最腕上七寸拟，
列缺腕上一寸半，
经渠寸口陷中取，
太渊掌后横纹头，
鱼际节后散脉里，
少商大指内侧端，
鼻衄刺之立时止。

中府 Zhōngfǔ 肺之募穴

【定位】在前胸部，横平第1肋间隙，锁骨下窝外侧，前正中线旁开6寸。

【快速取穴】正坐位，以手叉腰，先取锁骨外端下方凹陷处的云门，当云门直下约1寸，与第1肋间隙平齐处即是。

【用法】向外上斜刺或平刺0.5~0.8寸，禁直刺；可灸。

【主治】咳嗽、气喘、胸痛、胸满、肩痛。

云门 Yúnmén

【定位】在前胸部，锁骨下窝凹陷处，肩胛骨喙突内缘，前正中线旁开6寸。

【快速取穴】正坐位，用手叉腰，当锁骨外端下缘出现的三角形凹窝的中点处。

【用法】向外斜刺0.5~0.8寸，不可向内侧深刺，以免刺破肺脏，造成气胸；可灸。

【主治】咳嗽、气喘、胸满、胸痛、肩臂痛。

天府 Tiānfǔ

【定位】在臂前外侧，肱二头肌桡侧缘，腋前纹头下3寸外。

【快速取穴】坐位，臂向前平举，俯头鼻尖接触上臂内侧处即是。

【用法】直刺0.5~1.0寸；可灸。

【主治】咳嗽、气喘、鼻出血、瘿瘤、上臂痛。

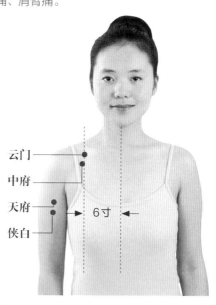

云门
中府
天府
侠白
6寸

侠白 Xiábái

【定位】在臂前外侧，肱二头肌桡侧缘，腋前纹头下 4 寸处，或肘横纹上 5 寸处。

【快速取穴】坐位，腋前纹头至肘横纹连线中点稍向下（0.5 寸），肱二头肌腱的外侧缘即是。

【用法】直刺 0.5~1.0 寸；可灸。

【主治】咳嗽、气喘、心痛、干呕、烦满、上臂痛。

尺泽 Chǐzé 手太阴经合穴

【定位】在肘前侧，肘横纹上，肱二头肌腱桡侧缘凹陷中。

【快速取穴】手掌向上，肘微屈，肱二头肌腱桡侧缘的肘横纹头处。

【用法】直刺 0.8~1.2 寸或点刺出血；可灸。

【主治】咳嗽、气喘、胸满、咯血、咽喉肿痛、上肢痛、腹痛吐泻、小儿惊风。

尺泽主刺肺诸疾，
绞肠痧痛锁喉风。
伤寒热病汗不解，
兼刺小儿急慢风。

孔最 Kǒngzuì 手太阴经郄穴

【定位】在前臂前外侧，当尺泽与太渊连线上，腕掌侧远端横纹上 7 寸。

【快速取穴】伸臂仰掌，尺泽与太渊连线中点向上 1 寸，桡骨内侧缘。

【用法】直刺 0.5~0.8 寸；可灸。

【主治】发热无汗、咳嗽、咯血、哮喘、咽喉肿痛、肘臂挛痛。

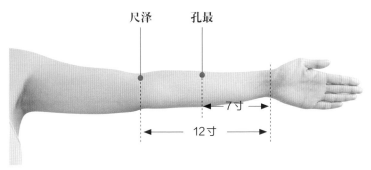

尺泽　　孔最

7寸

12寸

手太阴肺经

列缺 Lièquē 手太阴经络穴

【定位】在前臂外侧,腕掌侧远端横纹上1.5寸,拇短伸肌腱与拇长展肌腱之间,拇长展肌腱沟的凹陷中。

【快速取穴】两手虎口相交,一手食指压在另一手桡骨茎突上,示指指尖所指凹陷处即是。

【用法】向肘或腕部斜刺0.3～0.5寸;可灸。

【主治】咳嗽、气喘、头痛、项强、牙痛、手腕无力或疼痛、中风后遗症等。

列缺主治嗽寒痰,
偏正头疼治自瘥。
男子五淋阴中痛,
尿血精出灸便安。

经渠 Jīngqú 手太阴经经穴

【定位】在前臂前外侧,桡骨茎突与桡动脉之间,腕掌侧远端横纹上1寸。

【快速取穴】手侧伸,拇指与掌心向上,约当腕掌侧近端横纹中的桡动脉搏动处。

【用法】直刺0.3～0.5寸;禁灸;避开桡动脉。

【主治】咳嗽、咽喉肿痛、哮喘、胸痛、手腕痛或无力。

经渠主刺疟寒热,
胸背拘急胀满坚。
喉痹咳逆气数欠,
呕吐心疼亦可瘥。

太渊 Tàiyuān 手太阴经输穴、原穴,八会穴之脉会

【定位】在腕前外侧,桡骨茎突与腕舟状骨之间,拇长展肌腱尺侧凹陷中。

【快速取穴】仰掌,在掌后第一横纹上,可摸到脉搏跳动处。

【用法】直刺0.2～0.3寸;避开桡动脉。

【主治】咳嗽、哮喘、咯血、咽喉肿痛、手腕痛或无力。

太渊主刺牙齿病,
腕肘无力或疼痛。
兼刺咳嗽风痰疾,
偏正头疼效若神。

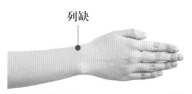

列缺

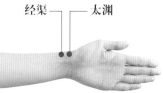

经渠　　太渊

鱼际 Yújì 手太阴经荥穴

【定位】在手掌，当第一掌骨桡侧中点赤白肉际处。

【快速取穴】侧掌，轻握拳，腕关节稍向下屈，第一掌骨中点之赤白肉际处。

【用法】直刺 0.5 ~ 0.8 寸；可灸。

【主治】咳嗽、咯血、咽干、咽喉肿痛、发热、头痛、乳痈。

> 鱼际主灸牙齿痛，
> 在左灸左右同然。
> 更刺伤寒汗不出，
> 兼治疟疾方欲寒。

少商 Shàoshāng 手太阴经井穴

【定位】在拇指末节桡侧，指甲根角侧上方 0.1 寸（指寸）处。

【快速取穴】微握拳，拇指上跷，拇指指甲桡侧缘和基底部各作一线，两线相交处即是。

【用法】浅刺 0.1 寸或点刺出血；可灸。

【主治】咽喉肿痛、咳嗽、哮喘、鼻出血、高热神昏、小儿惊风、癫狂、手指挛痛。

> 少商惟针双鹅痹，
> 血出喉开功最奇。

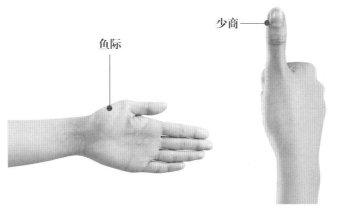

少商

鱼际

手太阴肺经

手阳明大肠经

循行

从食指末端起始，沿食指桡侧缘，出第1、2掌骨间，进入两筋（拇长伸肌腱与拇短伸肌腱）之间，沿前臂桡侧，进入肘外侧，经上臂外侧前边，上肩，出肩峰部前边，向上交会颈部（会大椎），下入缺盆部（锁骨上窝），络于肺，通过横膈，属于大肠。

其支脉，从缺盆部上行颈旁，通过面颊，进入下齿，出来夹口旁，交会人中，左侧的走到右侧，右侧的走到左侧，上夹鼻孔旁。

主治病症

头面五官疾患、热病、皮肤病、肠胃病、神志病等及经脉循行部位的其他病症。

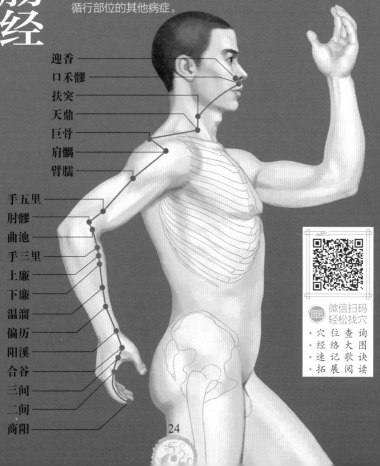

迎香
口禾髎
扶突
天鼎
巨骨
肩髃
臂臑

手五里
肘髎
曲池
手三里
上廉
下廉
温溜
偏历
阳溪
合谷
三间
二间
商阳

微信扫码
轻松找穴

• 穴位查询
• 经络大图
• 速记歌诀
• 拓展阅读

24

循行歌

阳明之脉手大肠，次指内侧起商阳，
循指上廉出合谷，歧骨两筋循臂膀，
入肘外廉循臑外，肩端前廉柱骨旁，
从肩下入缺盆内，络肺下膈属大肠。
支从缺盆直上颈，斜贯颊前下齿当，
环出入中交左右，上夹鼻孔注迎香。

主治病症速记歌

此经气盛血亦盛，是动颊肿并齿痛；
所生病者为鼽衄，目黄口干喉痹生，
大指次指难为用，肩前臑外痛相仍，
气有余兮脉热肿，虚则寒栗病偏增。

手阳明大肠经腧穴速记歌

手阳明穴起商阳，二间三间合谷藏，
阳溪偏历与温溜，下廉上廉三里长，
曲池肘髎迎五里，臂臑肩髃巨骨起，
天鼎扶突接禾髎，终以迎香二十止。

手阳明大肠经腧穴分寸歌

商阳示指内侧边，
二间来寻本节前，
三间节后陷中取，
合谷虎口歧骨间，
阳溪上侧腕中是，
偏历腕后三寸安，
温溜腕后去五寸，
池前四寸下廉看，
池前三寸上廉中，
池前二寸三里逢，
曲池屈肘纹头尽，
肘髎上臑外廉近，
大筋中央寻五里，
肘上三寸行向里，
臂臑肘上七寸量，
肩髃肩端举臂取，
巨骨肩尖端上行，
天鼎扶下一寸真，
扶突人迎后寸五，
禾髎水沟旁五分，
迎香禾髎上一寸，
大肠经穴自分明。

商阳 Shāngyáng 手阳明经井穴

【定位】在示指末节桡侧，指甲根角侧上方 0.1 寸（指寸）。

【快速取穴】微握拳，示指前伸，示指指甲桡侧缘与基底部各作一线，两线相交处即是。

【用法】浅刺 0.1 寸或点刺出血；可灸。

【主治】咽喉肿痛、颊肿、牙痛、耳鸣、耳聋、高热昏迷。

商阳主刺卒中风，
暴仆昏沉痰塞壅。
少商中冲关冲少，
少泽三棱立回生。

二间 Èrjiān 手阳明经荥穴

【定位】在手指，第二掌指关节桡侧远端赤白肉际处。

【快速取穴】侧掌，微握拳，在第二掌指关节前方凹陷中，赤白肉际处。

【用法】直刺 0.2~0.3 寸；可灸。

【主治】咽喉肿痛、牙痛、鼻出血、视物不清、口眼喎斜、肩痛。

三间 Sānjiān 手阳明经输穴

【定位】在手背，第二掌指关节桡侧近端凹陷处。

【快速取穴】侧掌，微握拳，在第二掌指关节后方凹陷中，赤白肉际处。

【用法】直刺 0.3~0.5 寸；可灸。

【主治】目痛、牙痛、咽喉肿痛、肩痛、手背及手指肿痛、胸满、发热、气喘。

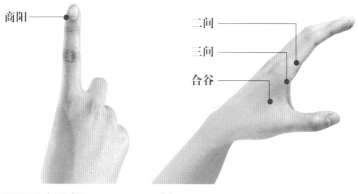

商阳

二间

三间

合谷

合谷 Hégǔ 手阳明经原穴

【定位】在手背，第一掌骨和第二掌骨之间，约平第二掌骨桡侧中点处。

【快速取穴】拇指与示指两指张开，将另一手拇指的关节横纹放在虎口上，拇指尖点到之处即是。

【用法】直刺 0.5~1.0 寸；可灸；孕妇慎用。

【主治】头痛、目赤肿痛、鼻出血、牙痛、咽喉肿痛、口眼㖞斜、耳聋、中风失语、半身不遂、恶寒发热、癫狂、痛经、闭经、难产。

合谷主治破伤风，
痹痛筋急针止疼。
兼治头上诸般病，
水肿产难小儿惊。

阳溪 Yángxī 手阳明经经穴

【定位】在腕后外侧，腕背侧远端横纹桡侧，桡骨茎突远端，解剖学"鼻烟窝"凹陷中。

【快速取穴】拇指上跷，当手背外侧拇短伸肌腱与拇长伸肌腱之间凹陷处。

【用法】直刺 0.3~0.5 寸；可灸。

【主治】头痛、牙痛、咽喉肿痛、目赤肿痛、耳鸣、耳聋、手腕肿痛或无力。

阳溪主治诸热证，
瘾疹痂疥亦当针。
头痛牙痛咽喉痛，
狂妄惊中见鬼神。

偏历 Piānlì 手阳明经络穴

【定位】在前臂后外侧，当阳溪与曲池连线上，腕背侧远端横纹上 3 寸。

【快速取穴】侧腕屈肘，阳溪与曲池连线的下 1/4 与上 3/4 的交界处。

【用法】直刺或斜刺 0.5~0.8 寸；可灸。

【主治】鼻出血、耳鸣、耳聋、咽喉肿痛、牙痛、水肿、疔疮。

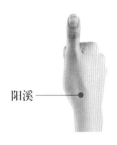

阳溪

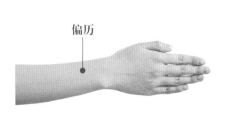

偏历

温溜 Wēnliū 手阳明经郄穴

【定位】在前臂后外侧，当阳溪与曲池的连线上，腕背侧远端横纹上5寸。

【快速取穴】侧腕屈肘，阳溪与曲池连线的中点向下1寸处。

【用法】直刺0.5～1.0寸；可灸。

【主治】头痛、面肿、咽喉肿痛、腹痛、肠鸣、肩背疼痛。

下廉 Xiàlián

【定位】在前臂后外侧，当阳溪与曲池的连线上，肘横纹下4寸。

【快速取穴】侧腕屈肘，阳溪与曲池连线的上1/3与下2/3的交界处。

【用法】直刺0.5～1.0寸；可灸。

【主治】眩晕、目痛、肘臂肿痛或挛急。

上廉 Shànglián

【定位】在前臂后外侧，当阳溪与曲池的连线上，肘横纹下3寸。

【快速取穴】侧腕屈肘，阳溪与曲池连线的上1/4与下3/4的交界处。

【用法】直刺0.5～1.0寸；可灸。

【主治】头痛、肩臂痛或麻木。

手三里 Shǒusānlǐ

【定位】在前臂后外侧，当阳溪与曲池连线上，肘横纹下2寸。

【快速取穴】在阳溪与曲池的连线上，曲池下2寸处。

【用法】直刺0.8～1.2寸；可灸。

【主治】肘臂痛或麻木、肩背痛、牙痛。

三里三间并二间，

主治牙疼食物难。

兼治偏风眼目疾，

针灸三穴莫教偏。

曲池 Qūchí 手阳明经合穴

【定位】在肘外侧，当尺泽与肱骨外上髁连线的中点。

【快速取穴】屈肘成直角，在肘弯横纹尽头处。

【用法】直刺 1.0 ~ 1.5 寸；可灸。

【主治】手臂痛、上肢不遂、瘾疹、湿疹、瘰疬、咽喉肿痛、牙痛、目疾、发热、癫狂。

曲池主治是中风，
手挛筋急痛痹风。
兼治一切疟疾病，
先寒后热自然平。

肘髎 Zhǒuliáo

【定位】在肘后外侧，肱骨外上髁上缘，髁上嵴的前缘。

【快速取穴】屈肘，曲池穴直上 1 寸，当肱骨边缘处。

【用法】直刺 0.5 ~ 1.0 寸；可灸。

【主治】肘臂酸痛、麻木、挛急。

手五里 Shǒuwǔlǐ

【定位】在臂外侧，当曲池与肩髃连线上，肘横纹上 3 寸。

【快速取穴】屈肘，上臂上 2/3 与下 1/3 的交界处，肱三头肌腱外缘处。

【用法】避开动脉，直刺 0.5 ~ 1.0 寸；可灸。

【主治】肘臂痛、瘰疬。

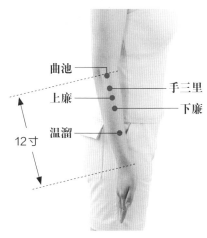

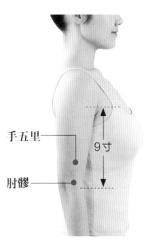

臂臑 Bìnào

【定位】在臂外侧，曲池与肩髃连线上，三角肌前缘处。

【快速取穴】垂臂屈肘，在曲池与肩髃连线上，曲池上 7 寸。

【用法】直刺 0.8 ~ 1.5 寸；可灸。

【主治】瘰疬、肩臂疼痛活动受限。

肩髃 Jiānyú

【定位】在肩带部，肩峰外侧缘前端与肱骨大结节两骨间凹陷中。

【快速取穴】屈臂外展，肩峰外侧缘前端凹陷处。

【用法】直刺 0.5 ~ 1.0 寸；可灸。

【主治】上肢不遂、肩臂痛、风疹。

巨骨 Jùgǔ

【定位】在肩带部，当锁骨肩峰端与肩胛冈之间凹陷处。

【快速取穴】正坐垂肩，肩锁关节后缘，当锁骨与肩胛冈形成的叉骨间取穴。

【用法】直刺，微斜向外下方，进针 0.5 ~ 1.0 寸；可灸。

【主治】肩背痛、活动受限。

天鼎 Tiāndǐng

【定位】在颈前部，胸锁乳突肌后缘，横平环状软骨。

【快速取穴】正坐，喉结旁开，扶突直下 1 寸，胸锁乳突肌后缘。

【用法】直刺 0.3 ~ 0.5 寸；可灸。

【主治】咽喉肿痛、失音、呃逆。

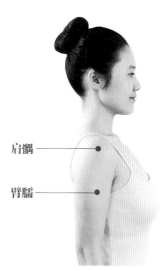

肩髃

臂臑

扶突 Fútū

【定位】在颈前部，横平甲状软骨上缘（约相当于喉结处），当胸锁乳突肌的前、后缘之间。

【快速取穴】正坐，头微侧仰，先取甲状软骨与舌骨之间的廉泉，再从廉泉向外 3 寸，胸锁乳突肌的胸骨头与锁骨头之间。

【用法】直刺 0.5 ~ 0.8 寸；可灸。

【主治】咳嗽、哮喘、咽喉肿痛、失音、呃逆、瘿瘤。

口禾髎 Kǒuhéliáo

【定位】在面部，横平人中沟上 1/3 与下 2/3 交点，鼻孔外缘直下。

【快速取穴】正坐仰靠，先定人中沟中线上、中 1/3 交界处的水沟穴，再从水沟旁开 0.5 寸。

【用法】平刺或斜刺 0.3 ~ 0.5 寸；可灸。

【主治】鼻塞、鼻出血、口眼㖞斜、口噤。

迎香 Yíngxiāng

【定位】在鼻翼外缘中点旁，当鼻唇沟中。

【快速取穴】正坐仰靠，鼻翼外缘当鼻唇沟中。

【用法】平刺或斜刺 0.3 ~ 0.5 寸；慎灸。

【主治】鼻渊、鼻出血、面痒、面肿、口眼㖞斜。

迎香主刺鼻失嗅，
兼刺面痒若虫行。
先补后泻三分刺，
此穴须知禁火攻。

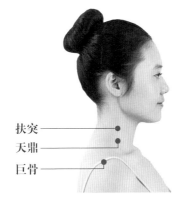

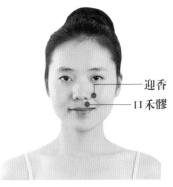

扶突

天鼎

巨骨

迎香

口禾髎

31

手阳明大肠经

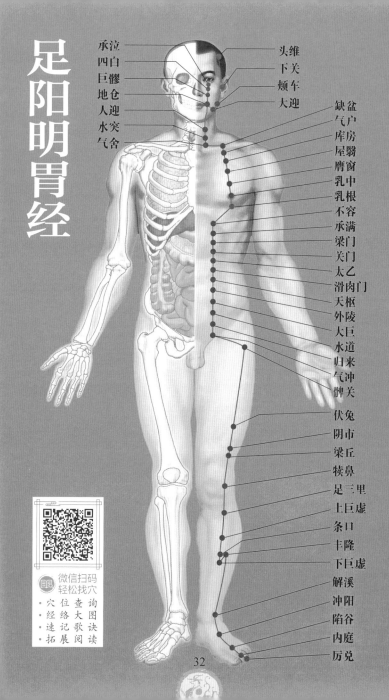

足阳明胃经

承泣
四白
巨髎
地仓
人迎
水突
气舍

头维
下关
颊车
大迎

缺盆
气户
库房
屋翳
膺窗
乳中
乳根
不容
承满
梁门
关门
太乙
滑肉门
天枢
外陵
大巨
水道
归来
气冲
髀关

伏兔
阴市
梁丘
犊鼻
足三里
上巨虚
条口
丰隆
下巨虚
解溪
冲阳
陷谷
内庭
厉兑

微信扫码
轻松找穴
· 穴 位 查 询
· 经 络 大 图
· 速 记 歌 诀
· 拓 展 阅 读

32

循行

　　起于鼻，交鼻根部，向两侧连接眼，与旁边足太阳经交会，向下沿鼻外侧进入上齿中，回出来夹口旁，环绕口唇，向下交承浆穴；退回来沿下颌出面动脉（大迎），再沿下颌角（颊车）上耳前，经颧弓上（上关），沿发际，至前额。

　　其支脉，从大迎前向下，经颈动脉部（人迎），沿着喉咙进入缺盆，向下通过横膈，属于胃，络于脾。

　　其主干，从缺盆向下，经乳内缘，向下夹脐旁，进入气街。

　　其支脉，从胃口（幽门）向下，沿腹里至气街，与前外行主干会和。由此下行，经髀关穴，到伏兔穴，下入膝关节中，沿胫骨前外缘下至足背，进入中趾内侧。

　　其支脉，从膝下三寸处分出，向下进入中趾外侧。

　　其支脉，从足背部分出，进入大趾次趾间，出大趾末端。

主治病症

　　消化系统、神经系统、呼吸系统、循环系统和头、眼、鼻、口、齿等器官病症，以及本经脉所经过部位的病症。

速记歌诀

循行歌

胃足阳明交鼻起，下循鼻外入上齿，
还出夹口绕承浆，颐后大迎颊车里，
耳前发际至额颅，支下人迎缺盆底，
下膈入胃络脾宫，直者缺盆下乳内，
一支幽门循腹中，下行直合气街逢，
遂由髀关抵膝膑，胻跗足趾内间同，
一支下膝注三里，前出中趾外间通，
一支别走足跗趾，大趾之端经尽已。

主治病症速记歌

此经多气复多血，是动欠伸面颜黑，
凄凄恶寒畏见人，忽闻木音心惊惕，
登高而歌弃衣走，甚则腹胀仍贲响，
凡此诸疾皆骭厥，所生病者为狂疟，
温淫汗出鼻流血，口㖞唇裂为喉痹，
膝膑疼痛腹胀结，气膺伏兔骭外廉，
足跗中指俱痛彻，有余消谷溺色黄，
不足身前寒振栗，胃房胀满食不消，
气盛身前皆有热。

足阳明胃经腧穴速记歌
（共45穴）

四十五穴足阳明，
承泣四白巨髎经，
地仓大迎颊车对，
下关头维和人迎，
水突气舍连缺盆，
气户库房屋翳屯，
膺窗乳中下乳根，
不容承满出梁门，
关门太乙滑肉起，
天枢外陵大巨里，
水道归来达气冲，
髀关伏兔走阴市，
梁丘犊鼻足三里，
上巨虚连条口底，
下巨虚下有丰隆，
解溪冲阳陷谷同，
内庭厉兑阳明穴，
大趾次趾之端终。

足阳明胃经腧穴分寸歌

胃之经兮足阳明，承泣目下七分寻，
再下三分名四白，巨髎鼻孔旁八分。
地仓夹吻四分近，大迎颔下寸三中，
颊车耳下八分陷，下关耳前动脉行。
头维神庭旁四五，人迎喉旁寸五真，
水突筋前人迎下，气舍突下一寸乘。
缺盆舍下横骨陷，气户下行一寸明，
库房下行一寸六，屋翳膺窗乳中根。
不容巨阙旁二寸，一寸承满与梁门，
关门太乙滑肉门，天枢脐旁二寸寻。
枢下一寸外陵穴，枢下二寸大巨陈，
枢下三寸水道穴，水下二寸归来存。
气冲归来下一寸，共去中行二寸匀，
髀关膝上尺二许，伏兔髀下六寸是。
阴市伏兔下三寸，梁丘市下一寸记，
犊鼻膝膑陷中取，膝眼三寸下三里。
里下三寸上廉穴，廉下二寸条口举，
再下二寸下廉穴，复上外踝上八寸。
却是丰隆穴当记，解溪则从丰隆下，
内循足腕上陷中，冲阳解下高骨动，
陷谷冲下二寸名，内庭次趾外歧骨，
厉兑大次趾端中。

承泣 Chéngqì

【定位】在面部，瞳孔直下，当眼球与眶下缘之间。

【快速取穴】正坐或仰卧，平视前方，瞳孔直下，眼球之下，眶下缘之上。

【用法】嘱患者闭目，医者押手轻轻固定眼球，于眶下缘和眼球之间缓慢直刺 0.3 ~ 0.7 寸，不宜提插捻转；禁灸。

【主治】目赤肿痛、流泪、夜盲、近视、眼睑眴动、口眼㖞斜。

四白 Sìbái

【定位】在面部，眶下孔处。

【快速取穴】正坐或仰卧，平视前方，当瞳孔直下，眶下缘下方，眶下孔中即是。

【用法】直刺 0.3 ~ 0.5 寸；禁灸。

【主治】目翳、目赤痛痒、流泪、口眼㖞斜、面肌抽搐、头痛、眩晕。

巨髎 Jùliáo

【定位】在面部，瞳孔直下，横平鼻翼下缘处。

【快速取穴】正坐或仰卧，向前平视，瞳孔直下与鼻翼下缘相平齐处。

【用法】直刺 0.3 ~ 0.6 寸；可灸。

【主治】口眼㖞斜、青光眼、目翳、眼睑眴动、面肿。

地仓 Dìcāng

【定位】在面部，口角旁开 0.4 寸（指寸）。

【快速取穴】正坐或仰卧，平视前方，瞳孔垂线与口角平行线的交点。

【用法】斜刺或平刺 0.5 ~ 0.8 寸；可灸。

【主治】口眼㖞斜、口角流涎、言语不清。

口眼歪邪灸地仓，

颊肿唇弛牙噤强，

失音不语目不闭，

眴动视物目眈眈。

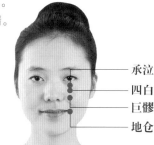

承泣
四白
巨髎
地仓

足阳明胃经

大迎 Dàyíng

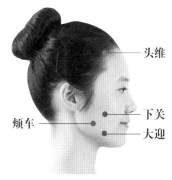

头维

下关

颊车

大迎

【定位】在面部，下颌角前方，咬肌附着部的前缘凹陷中，当面动脉搏动处。

【快速取穴】正坐或仰卧，在下颌角前下 1.3 寸，闭口鼓腮，在下颌骨边缘现一沟形，按之有动脉搏动处即是。

【用法】避开动脉，斜刺或平刺 0.2 ～ 0.3 寸；可灸。

【主治】口眼㖞斜、面肌抽搐、颊肿、牙痛。

颊车 Jiáchē

【定位】在面部，下颌角前上方约一横指（中指）。

【快速取穴】正坐或侧伏，沿下颌角角平分线上一横指，牙齿咬合时肌肉隆起处，按之多有酸胀感。

【用法】直刺 0.3 ～ 0.5 寸，或向地仓方向斜刺 1.0~1.5 寸；可灸。

【主治】牙关开合不利、牙痛、颊肿、口眼㖞斜。

下关 Xiàguān

【定位】在面部耳前方，当颧弓下缘中央与下颌切迹所形成的凹陷中。

【快速取穴】正坐或侧伏，闭口，耳屏前约一横指，颧弓下的凹陷处。

【用法】直刺或斜刺 0.5 ～ 1.0 寸；可灸。

【主治】下颌关节脱位、牙痛、颊肿、耳鸣、耳聋、口眼㖞斜。

头维 Tóuwéi

【定位】在头部，额角发际直上 0.5 寸，头正中线旁开 4.5 寸。

【快速取穴】正坐或仰卧，额角发际上 0.5 寸处。

【用法】向后平刺 0.5~0.8 寸；禁灸。

【主治】头痛、目痛、流泪，目视不明，眼睑瞤动。

头维主刺头风疼，
目痛如脱泪不明，
禁灸随皮三分刺，
兼刺攒竹更有功。

人迎 Rényíng

【定位】在颈前部，横平甲状软骨上缘（约相当于喉结处），当胸锁乳突肌的前缘，颈总动脉搏动处。

【快速取穴】正坐仰靠，喉结旁开1.5寸，胸锁乳突肌前缘，动脉后即是。

【用法】避开动脉直刺0.2～0.4寸；禁灸。

【主治】气喘、头痛、眩晕、咽喉肿痛、饮食难下、胸满喘息。

水突 Shuǐtū

【定位】在颈前部，胸锁乳突肌的前缘，横平环状软骨。

【快速取穴】人迎与气舍两穴连线中点处。

【用法】直刺0.3～0.5寸；可灸。

【主治】咳嗽、气喘、咽喉肿痛。

气舍 Qìshè

【定位】在颈前部，锁骨上小窝，当锁骨胸骨端的上缘，胸锁乳突肌胸骨头与锁骨头之间的凹陷中。

【快速取穴】正坐仰靠，人迎直下，锁骨内侧端上缘，距天突约1.5寸处。

【用法】直刺0.3～0.5寸；可灸。

【主治】咳嗽、气喘、咽喉肿痛、瘿瘤、瘰疬、颈项强痛。

缺盆 Quēpén

【定位】在颈前部，锁骨上大窝，锁骨上缘凹陷中，距前正中线4寸。

【快速取穴】正坐仰靠，锁骨中点上方凹陷中。

【用法】直刺0.2～0.4寸，不可深刺以防刺伤胸膜引起气胸；可灸。

【主治】咳嗽、气喘、咽喉肿痛、肩痛、项强。

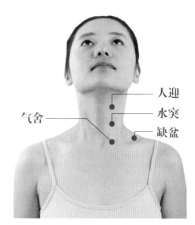

人迎
水突
气舍
缺盆

37

足阳明胃经

气户 Qìhù

【定位】在前胸部，锁骨下缘，距前正中线 4 寸。

【快速取穴】仰卧位，乳头直上，与锁骨交点处下缘即是。

【用法】斜刺或平刺 0.5 ~ 0.8 寸；可灸。

【主治】气喘、咳嗽、胸痛、胸胁胀满。

库房 Kùfáng

【定位】在前胸部，当第 1 肋间隙，距前正中线 4 寸。

【快速取穴】仰卧位，乳头直上，第 1 肋间隙处。

【用法】斜刺或平刺 0.5 ~ 0.8 寸；可灸。

【主治】咳嗽、气喘、咳吐脓血、胸胁胀痛。

屋翳 Wūyì

【定位】在前胸部，当第 2 肋间隙，距前正中线 4 寸。

【快速取穴】仰卧位，乳头直上，第 2 肋间隙处。

【用法】斜刺或平刺 0.5 ~ 0.8 寸；可灸。

【主治】咳嗽、气喘、胸胁胀痛、乳痈。

膺窗 Yīngchuāng

【定位】在前胸部，当第 3 肋
间隙，距前正中线 4 寸。

【快速取穴】仰卧位，乳头直上，
第 3 肋间隙处。

【用法】斜刺或平刺 0.5 ~ 0.8
寸；可灸。

【主治】胸满、气短、乳痈。

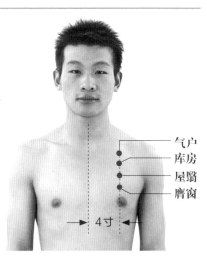

气户
库房
屋翳
膺窗

4寸

乳中 Rǔzhōng

【定位】在前胸部，当第4肋间隙，乳头中央，距前正中线4寸。

【快速取穴】正坐或仰卧，乳头正中。

【用法】禁刺、灸，只作胸腹腧穴的定位标志。

乳根 Rǔgēn

【定位】在前胸部，第5肋间隙，距前正中线4寸。

【快速取穴】仰卧位，乳头直下，第5肋间隙处。

【用法】斜刺或平刺0.5～0.8寸；可灸。

【主治】产后缺乳、乳痈、乳汁少、咳嗽、气喘、呃逆、胸闷。

> 膺肿乳痛灸乳根，
> 小儿龟胸灸亦同。

不容 Bùróng

【定位】在上腹部，当脐中上6寸，距前正中线2寸。

【快速取穴】仰卧位，胸剑联合至脐中连线的上1/4与下3/4交界，旁开中线2寸处。

【用法】直刺0.5～0.8寸；可灸。

【主治】胸痛引背、腹满、胁下痛、呕吐、不思饮食。

承满 Chéngmǎn

【定位】在上腹部，当脐中上5寸，距前正中线2寸。

【快速取穴】仰卧位，胸剑联合至脐中连线的中点上1寸，旁开中线2寸处。

【用法】直刺0.5～1寸，针感上腹部沉重发胀；可灸。

【主治】腹痛、腹胀、肠鸣、饮食不下、气喘、吐血。

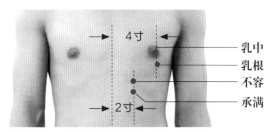

4寸 2寸

乳中
乳根
不容
承满

39

梁门 Liángmén

【定位】在上腹部，当脐中上 4 寸，距前正中线 2 寸。

【快速取穴】仰卧位，脐上 4 寸，距前正中线 2 寸。

【用法】直刺 0.5 ~ 1.0 寸；可灸。

【主治】腹痛、腹胀、腹泻、食欲缺乏。

关门 Guānmén

【定位】在上腹部，当脐中上 3 寸，距前正中线 2 寸。

【快速取穴】仰卧位,胸剑联合至脐中连线的中点下1寸,旁开中线2寸处。

【用法】直刺 0.5 ~ 1.0 寸；可灸。

【主治】腹痛、腹胀、肠鸣、腹泻、水肿、遗尿。

太乙 Tàiyǐ

【定位】在上腹部，当脐中上 2 寸，距前正中线 2 寸。

【快速取穴】仰卧位，胸剑联合至脐中连线的下 1/4 与上 3/4 交点，旁开中线 2 寸处。

【用法】直刺 0.8 ~ 1.2 寸；可灸。

【主治】腹痛、腹胀、癫痫、吐舌。

滑肉门 Huáròumén

【定位】在上腹部，当脐中上 1 寸，距前正中线 2 寸。

【快速取穴】仰卧位，脐上 1 寸，旁开中线 2 寸处。

【用法】直刺 0.8 ~ 1.2 寸；可灸。

【主治】腹痛、腹胀、癫痫、吐舌。

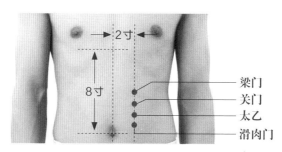

天枢 Tiānshū 大肠募穴

【定位】在上腹部，与脐平，距前正中线2寸。

【快速取穴】仰卧位，脐中旁开2寸。

【用法】直刺1.0～1.5寸，可灸。

【主治】腹痛、腹胀、腹泻、便秘、月经不调、痛经。

天枢主灸脾胃伤，
脾泻痢疾甚相当。
兼灸鼓胀癥瘕病，
艾火多加病必康。

外陵 Wàilíng

【定位】在下腹部，当脐中下1寸，距前正中线2寸。

【快速取穴】仰卧位，脐下1寸，旁开中线2寸处。

【用法】直刺1.0～1.5寸；可灸。

【主治】腹痛、腹胀。

大巨 Dàjù

【定位】在下腹部，当脐中下2寸，距前正中线2寸。

【快速取穴】仰卧位，脐中至耻骨联合上缘连线的上2/5与下3/5交点，旁开中线2寸处。

【用法】直刺1.0～1.5寸；可灸。

【主治】腹痛、小腹胀满、小便不利、遗精、疝气。

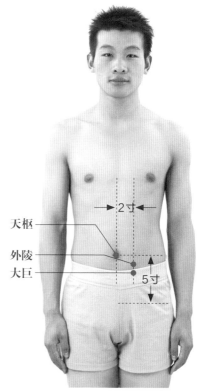

天枢
外陵
大巨
2寸
5寸

足阳明胃经

水道 Shuǐdào

【定位】在下腹部，当脐中下 3 寸，距前正中线 2 寸。

【快速取穴】仰卧位，脐中至耻骨联合上缘连线的上 3/5 与下 2/5 交点，旁开中线 2 寸处。

【用法】直刺 1.0 ~ 1.5 寸；可灸。

【主治】阴中痛、小腹胀满、小便不利、痛经。

归来 Guīlái

【定位】在下腹部，当脐中下 4 寸，距前正中线 2 寸。

【快速取穴】仰卧位，耻骨联合上缘中点上 1 寸，旁开中线 2 寸处。

【用法】直刺 1.0 ~ 1.5 寸；可灸。

【主治】妇人阴冷、小腹痛、月经不调。

气冲 Qìchōng

【定位】在腹股沟，耻骨联合上缘，距前正中线 2 寸，动脉搏动处。

【快速取穴】仰卧位，在脐下 5 寸，旁开中线 2 寸处。

【用法】直刺 0.5 ~ 1.0 寸；禁灸。

【主治】前阴痛、月经不调、不孕。

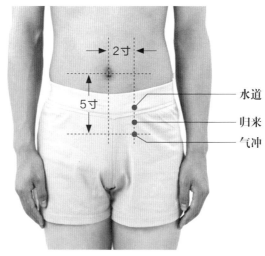

髀关 Bìguān

【定位】在股前侧，股直肌近端、缝匠肌与阔筋膜张肌3条肌肉之间凹陷中。

【快速取穴】仰卧位，约相当于髂前上棘与髌底外侧端连线与耻骨联合下缘水平线的交点处。

【用法】直刺1.0~2.0寸；可灸。

【主治】下肢痿痹、屈伸不利。

伏兔 Fútù

【定位】在股前外侧，当髂前上棘与髌底外侧端的连线上，髌底上6寸。

【快速取穴】以掌横纹正中按在髌骨上缘，手指并拢压在患者大腿上，中指尖点到处即是。

【用法】直刺1.0~2.0寸；可灸。

【主治】下肢麻木、瘫痪、膝冷。

伏兔主刺腿膝冷，
兼刺脚气痛痹风，
若逢穴处生疮疬，
说与医人莫用功。

阴市 Yīnshì

【定位】在股前外侧，股直肌肌腱外侧缘，髌底上3寸。

【快速取穴】正坐屈膝，髌底外侧端直上4横指，伏兔与髌底外侧端连线中点。

【用法】直刺1.0~1.5寸；可灸。

【主治】腰痛引膝、下肢麻木、瘫痪。

阴市主刺痿不仁，
腰膝寒如注水侵，
兼刺两足拘挛痹，
寒疝少腹痛难禁。

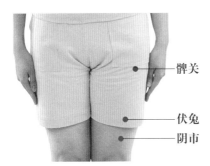

髀关

伏兔

阴市

梁丘 Liángqiū 足阳明郄穴

【定位】在股前外侧，股外侧肌与股直肌肌腱之间，髌底上2寸。

【快速取穴】绷紧大腿肌肉，显现股直肌肌腱与股外侧肌，于两肌之间，阴市直下1寸处取穴。

【用法】直刺1.0～1.5寸；可灸。

【主治】胃痛、腹泻、乳痛、膝关节痛、下肢瘫痪。

犊鼻 Dúbí

【定位】在膝前外侧，髌韧带外侧凹陷中。

【快速取穴】正坐屈膝，髌骨与胫骨之间，髌骨外下方凹陷中。

【用法】屈膝，向后内斜刺1.0～1.5寸；可灸。

【主治】膝关节肿痛、下肢屈伸不利。

足三里 Zúsānlǐ 足阳明合穴、胃腑下合穴

【定位】在小腿外侧，当犊鼻下3寸，犊鼻与解溪连线上。

足三里治风湿中，
诸虚耳聋上牙疼，
噎膈鼓胀水肿喘，
寒湿脚气及痹风。

【快速取穴】正坐屈膝，同侧手掌张开，虎口围住髌骨外上缘，其余四指向下，中指指尖处即是。

【用法】直刺1.0～2.0寸；可灸。

【主治】胃痛、腹胀、腹泻、呕吐、便秘、呃逆、消化不良；头晕、心悸、气短、失眠、癫痫；月经不调、痛经、不孕、产后血晕、乳痈；胫膝肿痛、虚劳诸症。强壮保健要穴，常用于保健灸。

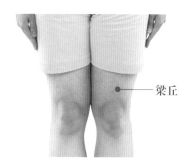

梁丘

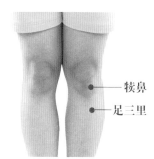

犊鼻

足三里

上巨虚 Shàngjùxū 大肠下合穴

【定位】在小腿外侧，当犊鼻下6寸，犊鼻与解溪连线上。

【快速取穴】正坐屈膝，足三里直下3寸。

【用法】直刺1.0～1.5寸；可灸。

【主治】腹痛、肠鸣、腹泻、便秘、肠痈、气喘、下肢瘫痪。

条口 Tiáokǒu

【定位】在小腿外侧，当犊鼻下8寸，犊鼻与解溪连线上。

【快速取穴】正坐屈膝或仰卧，外膝眼（犊鼻）与解溪连线上，横平丰隆。

【用法】直刺1.0～1.5寸；可灸。

【主治】下肢瘫痪。

下巨虚 Xiàjùxū 小肠下合穴

【定位】在小腿外侧，当犊鼻下9寸，犊鼻与解溪连线上。

【快速取穴】正坐屈膝或仰卧，先取条口，其下1寸处即是。

【用法】直刺1.0～1.5寸；可灸。

【主治】前阴痛、小腹痛、乳痛、腰痛、下肢痿痹。

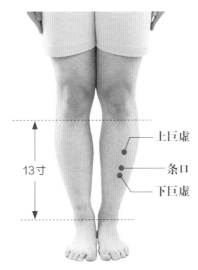

13寸

上巨虚

条口

下巨虚

足阳明胃经

丰隆 Fēnglóng 足阳明经络穴

【定位】在小腿外侧，当外踝尖上 8 寸，胫骨前肌的外缘。

【快速取穴】正坐屈膝，外膝眼（犊鼻）与解溪连线中点，条口外侧一横指处。

【用法】直刺 1.0 ~ 1.5 寸；可灸。

【主治】咳嗽、哮喘、胸痛、痰多、咽喉肿痛、头痛、眩晕、腹痛、腹胀、便秘、癫狂、下肢瘫痪。

解溪 Jiěxī 足阳明经经穴

【定位】在踝前侧，踝关节前面中央凹陷中，当拇长伸肌腱与趾长伸肌腱之间。

【快速取穴】仰卧或正坐，第 2 趾直上，在足背部两筋之间相当于内、外踝尖连线的中点处。

【用法】直刺 0.3 ~ 0.5 寸；可灸。

【主治】头痛、眩晕、癫狂、腹胀、腹痛、便秘、下肢瘫痪。

> 解溪主治风水气，
> 面腹足肿喘嗽频，
> 气逆发噎头风眩，
> 悲泣癫狂悸与惊。

冲阳 Chōngyáng 足阳明经原穴

【定位】在足背，第 2 跖骨基底部与中间楔状骨关节处，可触及足背动脉。

【快速取穴】仰卧或正坐位，足背最高处，动脉搏动处。

【用法】避开动脉，直刺 0.3 ~ 0.5 寸；可灸。

【主治】面肿、口眼㖞斜、胃痛、腹胀、足痿无力或肿痛。

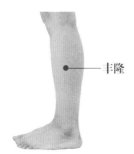

丰隆

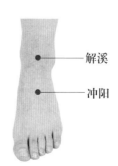

解溪

冲阳

陷谷 Xiàngǔ 足阳明经输穴

【定位】在足背，当第2、第3跖骨间，第2跖趾关节近端凹陷处。

【快速取穴】仰卧或正坐位，第2、第3跖骨结合部前方凹陷处。

【用法】直刺0.3～0.5寸；可灸。

【主治】面肿、水肿、肠鸣、腹痛、足背肿痛。

陷谷主治水气肿，
善噫痛疝腹肠鸣，
无汗振寒痰疟病，
胃脉得弦泻此平。

内庭 Nèitíng 足阳明经荥穴

【定位】在足背，当第2、第3趾间，趾蹼缘后方赤白肉际处。

【快速取穴】仰卧或正坐位，第2、第3趾缝间的缝纹端。

【用法】直刺或斜刺0.3～0.5寸；可灸。

【主治】齿痛、咽喉肿痛、鼻出血、发热、腹痛、腹胀、消化不良、泄泻、足背肿痛。

内庭主治痞满坚，
左右缪灸腹响宽，
兼刺妇人食蛊胀，
行经头晕腹疼安。

厉兑 Liduì 足阳明经井穴

【定位】在足第2趾末节外侧，趾甲根角侧后方0.1寸（指寸）。

【快速取穴】仰卧或正坐位，第2趾爪甲外侧缘与基底缘各作一线，二线交点即是。

【用法】浅刺0.1寸；可灸。

【主治】鼻衄、齿痛、面肿、口眼㖞斜、咽喉肿痛、热病神昏、癫狂、多梦易惊。

厉兑主治尸厥证，
惊狂面肿喉痹风，
兼治足寒膝膑肿，
相偕隐白梦魇灵。

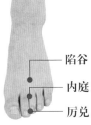

陷谷
内庭
厉兑

足太阴脾经

循行

从大趾末端开始，沿大趾内侧赤白肉际，经第1跖趾关节内侧，上过内踝前缘，再上小腿腓肠肌内侧，沿胫骨后，交出足厥阴肝经之前，上膝股内侧前缘，进入腹部，属于脾，络于胃，上过膈肌，夹食管旁，连舌根，散布舌下。

其支脉，从胃部分出，向上通过膈肌，注入心中。

主治病症

胃肠病、妇科病、男性病及经脉循行部位的其他病症。

微信扫码
轻松找穴

* 穴位查询
* 经络大图
* 速记歌诀
* 拓展阅读

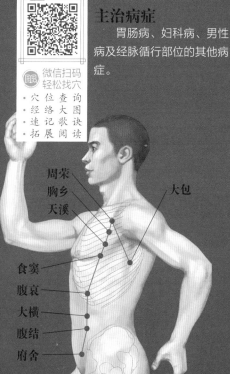

周荣
胸乡
天溪
大包
食窦
腹哀
大横
腹结
府舍

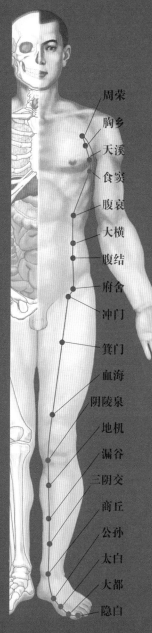

周荣
胸乡
天溪
食窦
腹哀
大横
腹结
府舍
冲门
箕门
血海
阴陵泉
地机
漏谷
三阴交
商丘
公孙
太白
大都
隐白

48

速记歌诀

循行歌

太阴脾起足大趾，上循内侧白肉际，
核骨之后内踝前，上腨循胻经膝里，
股内前廉入腹中，属脾络胃与膈通，
夹喉连舌散舌下，支络从胃注心中。

主治病症速记歌

此经气盛而血衰，是动其病气所为，
食入即吐胃脘痛，更兼身体重难移，
腹胀善噫舌本强，得后与气快然衰，
所生病者舌亦痛，体重不食亦如之，
烦心心下仍急痛，泄水溏瘕寒疟随，
不卧强立股膝肿，疸发身黄大指痿。

足太阴脾经腧穴速记歌

足太阴脾由足踇，隐白先从内侧起，
大都太白继公孙，商丘直上三阴交，
漏谷地机阴陵泉，血海箕门冲门前，
府舍腹结大横上，腹哀食窦天溪连，
胸乡周荣大包尽，二十一穴太阴全。

足太阴脾经腧穴分寸歌

大趾内侧端隐白，
节后陷中求大都，
太白内侧核骨下，
节后一寸公孙呼。
商丘内踝微前陷，
踝上三寸三阴交，
再上三寸漏谷是，
踝上五寸地机朝。
膝下内侧阴陵泉，
血海膝膑上内廉，
箕门穴在鱼腹上，
动脉应手越筋间。
冲门横骨旁三五，
府舍上行七分看，
腹结上行三寸入，
大横上行一寸三。
腹哀上行三寸整，
中庭旁下食窦穴，
天溪上行一寸六，
胸乡周荣亦同然。
外斜腋下六寸许，
大包九肋季胁端。

隐白 Yǐnbái 足太阴经井穴

【**定位**】在足大趾末节内侧，趾甲根角侧后方0.1寸。

【**快速取穴**】正坐垂足或仰卧，拇指爪甲内侧缘与基底线的交点，略旁开。

【**用法**】浅刺0.1寸，或点刺出血；可灸。

【**主治**】腹胀、呕吐、便血、尿血、崩漏、昏厥。

隐白主治心脾痛，
筑宾能医气疝疼。

大都 Dàdū 足太阴经荥穴

【**定位**】在足趾，当第1跖趾关节远端赤白肉际凹陷处。

【**快速取穴**】正坐垂足或仰卧，足内侧赤白肉际，第1跖趾关节前方凹陷处。

【**用法**】直刺0.3～0.5寸；可灸。

【**主治**】腹胀、胃痛、呕吐、腹泻、便秘、高热无汗。

大都主治温热病，
伤寒厥逆呕闷烦，
胎产百日内禁灸，
千金主灸大便难。

太白 Tàibái 足太阴经输穴、原穴

【**定位**】在足内侧，当第1跖趾关节近端赤白肉际凹陷处。

【**快速取穴**】正坐垂足或仰卧，足内侧赤白肉际，第1跖趾关节后方凹陷处。

【**用法**】直刺0.3～0.5寸；可灸。

【**主治**】腹胀、胃痛、肠鸣、腹泻、便秘、身重、关节疼痛。

太白主治痔漏疾，
一切腹痛大便难。

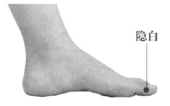

隐白

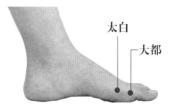

太白

大都

公孙 Gōngsūn 足太阴经络穴

【定位】在足内侧，当第1跖骨基底部的前下缘赤白肉际处。

【快速取穴】正坐垂足或仰卧，拇指内侧后方，沿太白向后推至一凹陷处即是。

【用法】直刺 0.5 ~ 1.0 寸；可灸。

【主治】胃痛、腹胀、消化不良、呕吐、腹泻、心烦。

> 公孙主治痰壅膈，
> 肠风下血积块病，
> 兼治妇人气蛊病，
> 先补后泻自然瘥。

商丘 Shāngqiū 足太阴经经穴

【定位】在足内侧，内踝前下方，当足舟骨粗隆与内踝尖连线的中点凹陷处。

【快速取穴】正坐垂足或仰卧，内踝前缘直下与内踝下缘横线之交点。

【用法】直刺 0.3 ~ 0.5 寸；可灸。

【主治】腹胀、腹泻、便秘、痔、足踝痛。

> 痞疸寒疟商丘主，
> 兼治呕吐泻痢瘁。

三阴交 Sānyīnjiāo

【定位】在小腿内侧，当内踝尖上3寸，胫骨内侧缘后方。

【快速取穴】正坐或仰卧，胫骨内侧面后缘，内踝尖直上一夫（3寸）。

【用法】直刺 1.0 ~ 1.5 寸；可灸。孕妇禁针。

【主治】腹胀、肠鸣、腹泻、月经不调、崩漏、带下、子宫脱垂、不孕、难产、遗精、阳痿、遗尿、小便不利、疝气、下肢痿痹。

> 三阴交治痞满坚，
> 痼冷疝气脚气缠，
> 兼治不孕及难产，
> 遗精带下淋漓瘁。

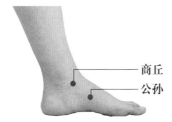

商丘

公孙

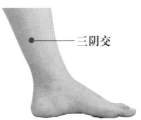

三阴交

足太阴脾经

漏谷 Lòugǔ

【定位】在小腿内侧，当内踝尖上6寸，胫骨内侧缘后方。

【快速取穴】正坐或仰卧，当内踝尖与阴陵泉连线上，三阴交上3寸处。

【用法】直刺1.0～1.5寸；可灸。

【主治】腹胀、肠鸣、小便不利、遗精、疝气、下肢痿痹。

地机 Dìjī 足太阴经郄穴

【定位】在小腿内侧，阴陵泉下3寸，胫骨内侧缘后方。

【快速取穴】正坐或仰卧，当内踝尖与阴陵泉的连线上，阴陵泉直下3寸。

【用法】直刺1.0～1.5寸；可灸。

【主治】腹痛、腹泻、月经不调、疝气。

阴陵泉 Yīnlíngquán 足太阴经合穴

【定位】在小腿内侧，当胫骨内侧髁下缘与胫骨内侧缘之间的凹陷处。

【快速取穴】正坐或仰卧，用拇指沿胫骨内缘由下往上推，至拇指抵膝关节下时，胫骨向内上弯曲的凹陷中即是。

【用法】直刺1.0～2.0寸；可灸。

【主治】腹痛、腹胀、腹泻、水肿、痛经、小便不利、遗尿、遗精、腰痛、膝肿。

血海 Xuèhǎi

【定位】在股前内侧，髌底内侧端上2寸，股内侧肌隆起处。

【快速取穴】正坐屈膝，髌骨内上缘上2寸，股内侧肌隆起中点处。

【用法】直刺1.0～1.5寸；可灸。

【主治】月经不调、闭经、崩漏、荨麻疹、湿疹。

血海主治诸血疾，

兼治诸疮病自轻。

阴陵泉治胁腹满，

刺中下部尽皆松。

箕门 Jīmén

【定位】在股内侧，髌底内侧端与冲门的连线上 1/3 与下 2/3 交点，长收肌与缝匠肌交角的动脉搏动处。

【快速取穴】正坐屈膝位，两腿微张开，缝匠肌内侧缘，当血海与冲门连线上，距血海上 6 寸处。

【用法】直刺 0.5 ~ 1.0 寸；可灸。避开动脉。

【主治】小便不利、遗尿、腹股沟肿痛。

冲门 Chōngmén

【定位】在腹股沟，腹股沟斜纹中，当髂外动脉搏动处的外侧。

【快速取穴】仰卧位，耻骨联合上缘中点旁开 3.5 寸，横平曲骨，府舍稍内下方取穴。

【用法】直刺 0.5 ~ 1.0 寸；可灸。避开动脉。

【主治】腹满、积聚疼痛、疝气、小便不利、难产。

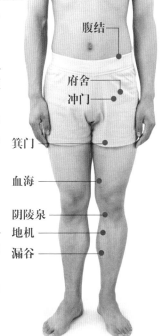

府舍 Fǔshè

【定位】在下腹部，当脐中下 4.3 寸，距前正中线 4 寸。

【快速取穴】仰卧位，在下腹部，当脐中下 4 寸，冲门外上方 0.7 寸，距前正中线 4 寸。

【用法】直刺 1.0 ~ 1.5 寸；可灸。

【主治】疝气、腹痛、积聚。

腹结 Fùjié

【定位】在下腹部，脐中下 1.3 寸，距前正中线 4 寸。

【快速取穴】仰卧位，脐下 1.5 寸（气海），旁开中线 4 寸，再稍向上（0.2 寸）处。

【用法】直刺 1.0 ~ 1.5 寸；可灸。

【主治】腹痛、腹泻。

腹结
府舍
冲门
箕门
血海
阴陵泉
地机
漏谷

足太阴脾经

大横 Dàhéng

【定位】在上腹部，距脐中 4 寸。

【快速取穴】脐中（神阙）旁开 4 寸。

【用法】直刺 1.0 ~ 1.5 寸；可灸。

【主治】腹痛、腹泻、便秘。

腹哀 Fùāi

【定位】在上腹部，当脐中上 3 寸，距前正中线 4 寸。

【快速取穴】仰卧位，胸剑结合至脐中连线的中点下 1 寸，旁开中线 4 寸。

【用法】直刺 1.0 ~ 1.5 寸；可灸。

【主治】痢疾、腹痛、消化不良。

食窦 Shídòu

【定位】在前胸部，当第 5 肋间隙，距前正中线 6 寸。

【快速取穴】仰卧位，乳中旁开 2 寸，向下 1 肋，当第 5 肋间隙处。

【用法】斜刺或向外平刺 0.5 ~ 0.8 寸；可灸。

【主治】胸胁胀满。

天溪 Tiānxī

【定位】在前胸部，当第 4 肋间隙，距前正中线 6 寸。

【快速取穴】仰卧位，乳中旁开 2 寸，当第 4 肋间隙处。

【用法】斜刺或平刺 0.5 ~ 0.8 寸；可灸。

【主治】咳嗽、气喘、痰多、乳痈、胸痛。

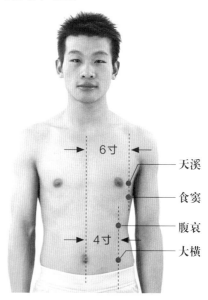

6寸

天溪

食窦

腹哀

大横

4寸

胸乡 Xiōngxiāng

【定位】在前胸部，当第3肋间隙，距前正中线6寸。

【快速取穴】仰卧位，乳中旁开2寸，向上1肋，当第3肋间隙处。

【用法】斜刺或平刺0.5～0.8寸；可灸。

【主治】胸胁胀痛引背。

周荣 Zhōuróng

【定位】在前胸部，当第2肋间隙，距前正中线6寸。

【快速取穴】仰卧位，乳中旁开2寸，向上2肋，当第2肋间隙处。

【用法】斜刺或平刺0.5～0.8寸；可灸。

【主治】胸胁胀满、咳吐脓血、气喘。

大包 Dàbāo 脾之大络

【定位】在侧胸部，腋中线上，当第6肋间隙处。

【快速取穴】侧卧举臂，第6肋间隙与腋中线的交点处。

【用法】斜刺或平刺0.5～0.8寸；可灸。

【主治】胸胁痛、全身疼痛、四肢无力。

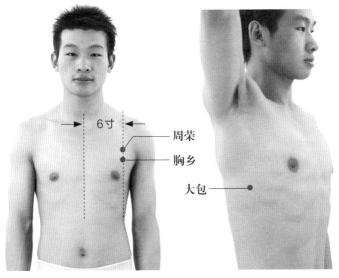

6寸

周荣

胸乡

大包

手少阴心经

循行

起于心中，从心出来属于心系，向下通过膈肌，络于小肠。

其支脉，从心系向上夹食道上行，系目系。

其主干，再从心系，上行至肺，横行出于腋下，沿上臂内侧后缘，行于手太阴、手厥阴经之后，下过肘内，沿前臂内侧后缘，到掌后腕豆骨部，进入掌内后缘，沿小指的桡侧出其末端。

主治病症

心、脑疾病，眼睛发黄，胸胁疼痛，上臂、前臂内侧痛或厥冷，手掌心热痛。

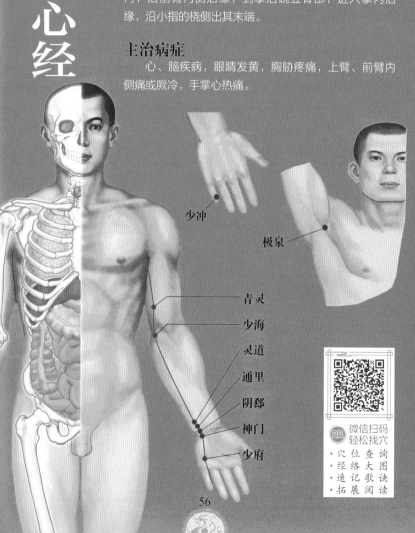

少冲

极泉

青灵

少海

灵道

通里

阴郄

神门

少府

微信扫码
轻松找穴

· 穴 位 查 询
· 经 络 大 图
· 速 记 歌 诀
· 拓 展 阅 读

循行歌

手少阴脉起心中，
下膈直与小肠通。
支者还从心系走，
直上喉咙系目瞳。
直者上肺出腋下，
臑后肘内少海从，
臂内后廉抵掌中，
锐骨之端注少冲。

手少阴心经
腧穴速记歌

手少阴心起极泉，
青灵少海灵道全，
通里阴郄神门下，
少府少冲小指边。

主治病症速记歌

多气少血属此经，
是动心脾痛难任，
渴欲饮水咽干燥，
所生胁痛目如金。
臑臂之内后廉痛，
掌中有热向经寻。

手少阴心经
腧穴分寸歌

少阴心起极泉中，
腋下筋间动引胸，
青灵肘上三寸取，
少海肘后端五分，
灵道掌后一寸半，
通里腕后一寸同，
阴郄腕后内半寸，
神门掌后锐骨隆，
少府小指本节末，
小指内侧取少冲。

极泉 Jíquán

【定位】在腋窝中央，腋动脉搏动处。

【快速取穴】正坐或仰卧位，臂上举，在腋窝顶点，腋动脉搏动处。

【用法】上臂外展，避开腋动脉，直刺或斜刺 0.5 ~ 0.8 寸；可灸。

【主治】心痛、干呕、咽干、胁痛、肩臂痛、瘰疬。

青灵 Qīnglíng

【定位】在臂内侧，肘横纹上 3 寸，肱二头肌的内侧沟中。

【快速取穴】正坐或仰卧位，腋前纹头至肘横纹的下 1/3 与上 2/3 交界处，肱二头肌的内侧沟中。

【用法】直刺 0.5 ~ 1.0 寸；可灸。

【主治】肩臂疼痛、腋下肿痛、瘰瘤。

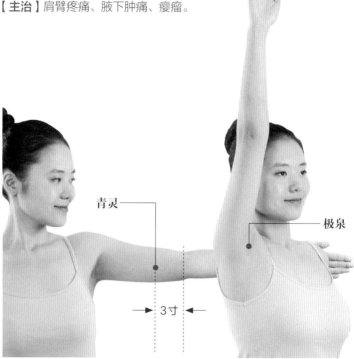

青灵

极泉

3寸

少海 Shàohǎi 手少阴经合穴

【定位】在肘前内侧，横平肘横纹，肱骨内上髁前缘。

【快速取穴】屈肘成直角，在肘横纹内侧端与肱骨内上髁连线的中点处。

【用法】直刺0.5～1.0寸；可灸。

【主治】心痛、呕吐、胁痛、腋痛、上肢痛、瘰疬。

少海主刺腋下瘰，
漏臂瘛痛羊痫风。

灵道 Língdào 手少阴经经穴

【定位】在前臂前内侧，当尺侧腕屈肌腱的桡侧缘，腕掌侧远端横纹上1.5寸。

【快速取穴】仰掌，当尺侧腕屈肌腱的桡侧缘，神门上1.5寸，横平尺骨头根部。

【用法】直刺0.3～0.5寸，不宜深刺，以免伤及血管和神经；可灸。

【主治】心痛、失音、肘臂疼痛麻木。

灵道主治心疼痛，
瘛疯暴喑不出声。

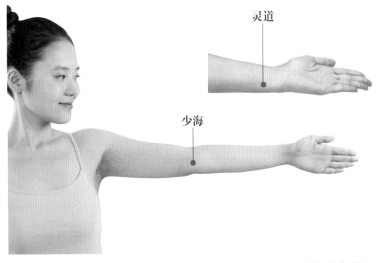

灵道

少海

通里 Tōnglǐ 手少阴经络穴

【定位】在前臂前内侧，当尺侧腕屈肌腱的桡侧缘，腕掌侧远端横纹上1寸。

【快速取穴】仰掌，尺侧腕屈肌腱桡侧缘，神门上1寸，横平尺骨头中部。

【用法】直刺0.3～0.5寸，不宜深刺，以免伤及血管和神经；可灸。

【主治】心悸、心痛、面赤无汗、咽喉肿痛、失音、肘臂痛。

通里主治温热病，
无汗懊恼心悸惊。
喉痹苦呕暴喑哑，
妇人经漏过多崩。

阴郄 Yīnxì 手少阴经郄穴

【定位】在前臂前内侧，当尺侧腕屈肌腱的桡侧缘，腕掌侧远端横纹上0.5寸。

【快速取穴】仰掌，尺侧腕屈肌腱桡侧缘，神门上0.5寸，横平尺骨头头部（下缘）。

【用法】避开尺动、静脉，直刺0.3～0.5寸；可灸。

【主治】心痛、心悸、骨蒸、盗汗、咯血、鼻出血。

神门 Shénmén 手少阴经输穴、原穴

【定位】在腕前内侧，腕掌侧远端横纹尺侧端，尺侧腕屈肌腱的桡侧缘。

【快速取穴】仰掌，豌豆骨后缘桡侧，掌后第1横纹上。

【用法】直刺0.3～0.5寸；可灸。

【主治】心痛、心悸、失眠、神经衰弱、精神异常。

神门主治悸怔忡，
呆痴中恶恍惚惊。
兼治小儿惊痫证，
金针补泻疾安宁。

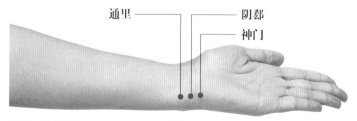

通里 —— 阴郄
神门

少府 Shàofǔ 手少阴经荥穴

【定位】在手掌，第 4、第 5 掌骨间，横平第 5 掌指关节近端。

【快速取穴】握拳，小指尖所指骨缝中。

【用法】直刺 0.3 ~ 0.5 寸；可灸。

【主治】心烦、心悸、胸痛、肘臂痛、掌心热、手指挛痛。

少府主治久咳疟，
肘腋拘急痛引胸。
兼治妇人挺痛痒，
男子遗尿偏坠疼。

少冲 Shàochōng 手少阴经井穴

【定位】在小指末节桡侧，距指甲根角侧上方 0.1 寸（指寸）。

【快速取穴】小指爪甲桡侧缘与基底线交点略旁开即是。

【用法】浅刺 0.1 寸，或点刺出血；可灸。

【主治】心痛、心悸、心烦、高热昏迷、胁痛。

少冲主治心胆虚，
怔忡癫狂不可遗。

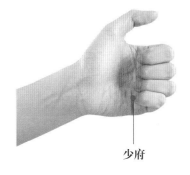

少府

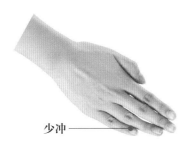

少冲

手太阳小肠经

循行

起于小指末端，沿手尺侧上达腕部，出于尺骨小头部，直上沿尺骨下缘，出于肘内侧尺骨鹰嘴与肱骨内上髁之间，沿臂外后侧向上，出肩关节部，绕行肩胛部，交于肩上，进入缺盆，络于心，沿食管穿过膈肌，到胃部，属于小肠。

其支脉，从缺盆沿沿颈部上至面颊，到达外眼角，向后进入耳中。

其支脉，从面颊部分出，经过鼻部到达内眼角。

主治病症

耳鸣耳聋、牙痛、口眼㖞斜等头面五官病症，昏厥、手指麻木、手腕痛等经脉循行所过处不适。

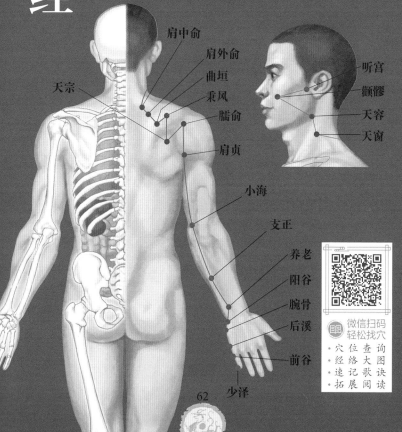

肩中俞
肩外俞
曲垣
秉风
臑俞
天宗
肩贞
听宫
颧髎
天容
天窗
小海
支正
养老
阳谷
腕骨
后溪
前谷
少泽

微信扫码
轻松找穴
· 穴 位 查 询
· 经 络 大 图
· 速 记 歌 诀
· 拓 展 阅 读

速记歌诀

循行歌

手太阳经小肠脉，小指之端起少泽，
循手外侧沿尺骨，循臂骨出肘内侧，
上循臑外出后廉，直过肩解绕肩胛，
交肩下入缺盆内，向腋络心循咽嗌，
下膈抵胃属小肠。一支缺盆贯颈颊，
至目锐眦却入耳，复从耳前仍上颊，
抵鼻升至目内眦，斜络于颧别络接。

主治病症速记歌

此经少气还多血，是动则病痛咽嗌，
颌下肿兮不可顾，肩如拔兮臑似折，
所生病主肩臑痛，耳聋目黄肿腮颊，
肘臂之外后廉痛，部分犹当细分别。

手太阳小肠经腧穴速记歌

手太阳经小肠穴，少泽先于小指设，
前谷后溪腕骨间，阳谷须同养老列，
支正小海上肩贞，臑俞天宗秉风合，
曲垣肩外复肩中，天窗循次上天容，
此经穴数一十九，还有颧髎入听宫。

手太阳小肠经腧穴分寸歌

小指端外为少泽，
前谷本节前外侧，
节后横纹取后溪，
腕骨腕前骨陷侧。
阳谷锐骨下陷讨，
腕上一寸名养老，
支正腕上五寸量，
小海肘端五分好，
肩贞肩端后陷中，
臑俞肩臑骨陷考。
天宗肩骨下陷中，
秉风肩上小髃空，
曲垣肩臑中曲陷，
外俞臑上一寸从。
中俞大椎二寸旁，
天窗曲颊动陷详，
天容耳下曲颊后，
颧髎颧部锐骨量，
听宫耳中珠子上，
此为小肠手太阳。

少泽 Shàozé 手太阳经井穴

【定位】在小指末节尺侧，距指甲根角侧上方 0.1 寸（指寸）。

【快速取穴】小指指甲尺侧缘与基底线交点略旁开即是。

【用法】直刺 0.1 寸，或点刺出血；可灸。孕妇慎用。

【主治】热病中风昏迷、乳痈、乳汁不足、头痛、颈项强痛、目翳、咽喉肿痛。

> 少泽主治衄不止，
> 兼治妇人乳肿疼。

前谷 Qiángǔ 手太阳经荥穴

【定位】在手指，当小指本节（第 5 掌指关节）尺侧远端赤白肉际凹陷中。

【快速取穴】微握拳，第 5 掌指关节前缘，掌指横纹尺侧端赤白肉际。

【用法】直刺 0.2 ~ 0.3 寸；可灸。

【主治】热病、癫狂、目赤肿痛、耳鸣、咽喉肿痛、头痛、颈项强痛。

> 前谷主治癫痫疾，
> 颈项肩臂痛难堪。
> 更能兼治产无乳，
> 小海喉龈肿痛痊。

后溪 Hòuxī 手太阳经输穴

【定位】在手背，当小指本节（第 5 掌指关节）尺侧近端头赤白肉际凹陷中。

【快速取穴】微握拳，第 5 掌指关节后缘，掌指横纹尺侧端赤白肉际。

【用法】直刺 0.5 ~ 0.8 寸；可灸。

【主治】头痛、颈项强痛、腰痛、肘臂痛、耳聋、目赤、鼻出血、癫痫、疟疾。

> 后溪能治诸疟疾，
> 能令癫痫渐渐轻。

少泽

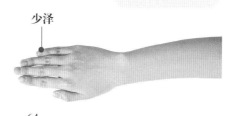

腕骨 Wàngǔ 手太阳经原穴

【定位】在腕后内侧，当第5掌骨基底与三角骨之间赤白肉际凹陷处。

【快速取穴】侧掌，沿赤白肉际，自后溪向上沿掌骨直推至一突起，两骨之间凹陷中即是。

【用法】直刺0.3～0.5寸；可灸。

【主治】头项强痛、目翳、耳鸣、耳聋、肩臂痛、手腕痛、黄疸、热病。

腕骨主治臂腕疼，
五指诸疾治可平。

阳谷 Yánggǔ 手太阳经经穴

【定位】在腕后内侧，当尺骨茎突与三角骨之间的凹陷处。

【快速取穴】俯掌，由腕骨直上，相隔一骨（三角骨）的凹陷处。

【用法】直刺0.3～0.5寸；可灸。

【主治】头痛、目眩、耳鸣、耳聋、颈肿、颊肿、发热、臂外侧痛、手腕痛、癫狂。

阳谷主治头面病，
手膊诸疾有多般，
兼治痔漏阴痿疾，
先针后灸自然瘥。

养老 Yǎnglǎo 手太阳经郄穴

【定位】在前臂后侧，腕背横纹上1寸，当尺骨头桡侧凹陷中。

【快速取穴】屈肘，掌心向下，用另一手的手指按在尺骨头的最高点上，然后掌心转向胸部，手指滑入的凹陷中即是。

【用法】以掌心向胸姿势，斜刺0.5～0.8寸；可灸。

【主治】肩臂痛、活动受限、上肢关节痛、视物不清。

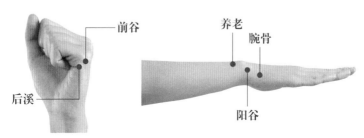

前谷　养老　腕骨

后溪　阳谷

手太阳小肠经

支正 Zhīzhèng 手太阳经络穴

【定位】在前臂外侧，尺骨尺侧与尺侧腕屈肌之间，腕背侧远端横纹上 5 寸。

【快速取穴】屈肘，阳谷与小海的连线中点向远端 1 寸，尺骨的尺侧缘。

【用法】直刺 0.3 ~ 0.5 寸；可灸。

【主治】头痛、项强、肘臂疼痛、癫狂、热病。

支正穴治七情郁，
肘臂十指尽皆挛，
兼治消渴饮不止，
补泻分明自可安。

小海 Xiǎohǎi 手太阳经合穴

【定位】在肘后内侧，当尺骨鹰嘴（即肘尖）与肱骨内上髁之间凹陷处。

【快速取穴】微屈肘，肘横纹延长线上，尺骨鹰嘴与肱骨内上髁之间，按压时患者有窜行麻木感处。

【用法】直刺 0.3 ~ 0.5 寸；可灸。

【主治】癫痫、头痛、颈项痛、肘臂痛、疝气。

肩贞 Jiānzhēn

【定位】在肩带部，肩关节后下方，腋后纹头上 1 寸。

【快速取穴】正坐垂肩位，上臂内收，当腋后纹头直上 1 寸处。

【用法】向外斜刺 1.0 ~ 1.5 寸，或向前腋缝方向透刺，不宜向胸侧深刺；可灸。

【主治】肩痛、手臂痛麻、瘰疬。

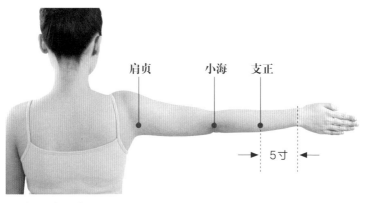

肩贞　小海　支正

5寸

臑俞 Nàoshù

【定位】在肩带部，当腋后纹头直上，肩胛冈下缘凹陷中。

【快速取穴】正坐垂肩位，上臂内收，用手指从腋后纹头直向上推，肩胛冈下缘处。

【用法】直刺0.5～1.5寸，不宜向胸侧深刺；可灸。

【主治】肩臂酸痛无力。

天宗 Tiānzōng

【定位】在肩带部，在肩胛冈中点与肩胛骨下角连线的上1/3与下2/3交点凹陷中。

【快速取穴】正坐垂肩，当冈下窝中央凹陷处，与第4胸椎相平，按压后有酸胀感。

【用法】直刺或向四周斜刺0.5～1.0寸；可灸。

【主治】肩痛、上肢酸麻。

秉风 Bǐngfēng

【定位】位于肩带部，肩胛冈中点上方冈上窝中。

【快速取穴】手臂上举，天宗直上，肩胛部凹陷处。

【用法】直刺或斜刺0.5~1寸；可灸。

【主治】肩痛、上肢酸麻。

曲垣 Qūyuán

【定位】位于肩带部，肩胛冈内侧端上缘凹陷中。

【快速取穴】在肩胛部，先找到第2胸椎棘突，再找到臑俞，二者连线中点即是。

【用法】直刺0.3～0.5寸;可灸。

【主治】肩痛。

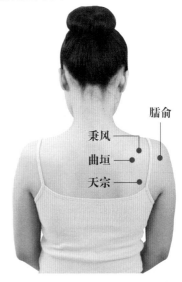

臑俞

秉风

曲垣

天宗

手太阳小肠经

肩外俞 Jiānwàishù

【定位】在背部，当第 1 胸椎棘突下，后正中线旁开 3 寸。

【快速取穴】正坐俯伏或俯卧位，第 1 胸椎棘突下向外至肩胛骨脊柱缘的垂线处取穴。

【用法】向外斜刺 0.3 ~ 0.6 寸；可灸。

【主治】肩背酸痛、项强。

肩中俞 Jiānzhōngshù

【定位】在背部，当第 7 颈椎棘突下，后正中线旁开 2 寸。

【快速取穴】正坐俯伏或俯卧位，第 7 颈椎棘突下旁开 2 寸，约当第 1 胸椎横突端处取穴。

【用法】向外斜刺 0.3 ~ 0.6 寸；可灸。

【主治】恶寒发热、咳嗽、气喘、肩背疼痛、视物不清。

天窗 Tiānchuāng

【定位】在颈前部，胸锁乳突肌的后缘，横平甲状软骨上缘（约相当于喉结处）。

【快速取穴】正坐或侧伏位，喉结旁开约 3.5 寸，胸锁乳突肌后缘处。

【用法】直刺或向下斜刺 0.3 ~ 0.5 寸；可灸。

【主治】耳聋、耳鸣、咽喉肿痛、失音、瘰疬、颈项强痛。

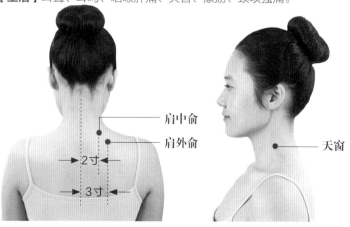

肩中俞

肩外俞

2寸

3寸

天窗

天容 Tiānróng

【定位】在颈前部，当下颌角的后方，胸锁乳突肌的前缘凹陷中。

【快速取穴】正坐或侧伏位，平下颌角，在胸锁乳突肌止部前缘凹陷中。

【用法】直刺 0.5 ～ 0.8 寸；可灸。注意避开血管。

【主治】胸痛、气喘、咽喉肿痛、耳聋、瘰疬、颈项强痛。

颧髎 Quánliáo

【定位】在面部，当目外眦直下，颧骨下缘凹陷处。

【快速取穴】目外眦直下，颧骨下缘的凹陷中。

【用法】直刺 0.3 ～ 0.5 寸，斜刺 0.5 ～ 1.0 寸；可灸。

【主治】口眼㖞斜、眼睑眴动、目赤、目黄、牙痛、颊肿。

听宫 Tīnggōng

【定位】在面部，耳屏正中与下颌骨髁突之间的凹陷中。

【快速取穴】耳屏与下颌关节之间，张口时耳屏正中前缘的凹陷。

【用法】微张口，直刺 0.5 ～ 1.0 寸；可灸。

【主治】耳聋、耳鸣、中耳炎。

听宫主治耳聋鸣，
睛明攒竹目昏蒙。
迎风流泪眦痒痛，
雀目攀睛白翳生。

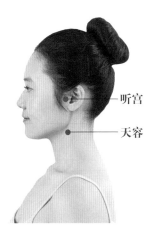

听宫

天容

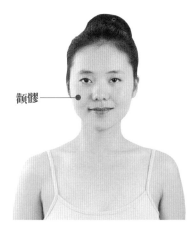

颧髎

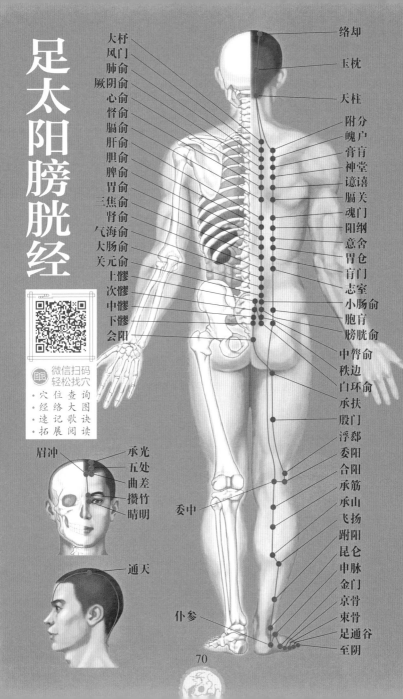

足太阳膀胱经

大杼
风门
肺俞
厥阴俞
心俞
督俞
膈俞
肝俞
胆俞
脾俞
胃俞
三焦俞
肾俞
气海俞
大肠俞
关元俞
上髎
次髎
中髎
下髎
会阳

络却
玉枕
天柱
附分
魄户
膏肓
神堂
譩譆
膈关
魂门
阳纲
意舍
胃仓
肓门
志室
小肠俞
胞肓
膀胱俞
中膂俞
秩边
白环俞
承扶
殷门
浮郄
委阳
合阳
承筋
承山
飞扬
跗阳
昆仑
申脉
金门
京骨
束骨
足通谷
至阴

眉冲
承光
五处
曲差
攒竹
睛明

委中

通天

仆参

70

循行

起于内眼角，向上过额部，交会于头顶。

其支脉，从头顶至耳上方。

其主干，从头顶入内络于脑，回出从项部下行，沿肩胛内侧，夹脊旁，到达腰中，从脊旁肌进入，络于肾，属于膀胱。

其支脉，从腰中下夹脊旁，穿过臀部，进入腘窝中。

其支脉，从肩胛左右分别下行，穿入脊旁肌，夹脊旁，经过髋关节部，沿大腿外侧后缘下合于腘窝中。由此向下穿过腓肠肌，出外踝后方，沿第5跖骨粗隆部，到小趾外侧。

主治病症

泌尿生殖系统、神经系统、呼吸系统、循环系统、消化系统的病症及本经所过部位的病症，如癫痫、头痛、目疾、鼻病、遗尿、小便不利及下肢后侧部位的疼痛等症。

速记歌诀

循行歌

足太阳经膀胱脉，
目内眦上起额尖。
支者巅上至耳角，
直者从巅脑后悬，
络脑还出别下项，
仍循肩膊夹脊边，
抵腰瞀肾膀胱内，
一支下与后阴连。
贯臀斜入委中穴，
一支膊内左右别，
贯胛夹脊过髀枢，
髀内后廉腘中合，
下贯腨内外踝后，
京骨骨下趾外侧。

主治病症速记歌

此经血多气犹少，
是动头疼不可当，
项如拔兮腰似折，
髀枢痛彻脊中央，
腘如结兮腨如裂，
是为踝厥筋乃伤；
所生症痔小趾废，
头囟项痛目色黄，
腰尻腘脚疼连背，
泪流鼻衄及癫狂。

71

足太阳膀胱经腧穴分寸歌

足太阳兮膀胱经，目内眦角始睛明，
眉头陷中攒竹取，眉冲直上旁神庭，
曲差神庭傍寸五，五处直行后五分，
承先通天络却穴，后循俱是寸五行，
玉枕夹脑一寸三，入发三寸枕骨取，
天柱项后发际内，大筋外廉之陷中，
自此脊中开寸半，第一大杼二风门，
三椎肺俞厥阴四，心五督六膈七论，
肝九胆十脾十一，胃俞十二椎下寻，
十三三焦十四肾，气海俞在十五椎，
大肠十六椎之下，十七关元俞穴椎，
小肠十八膀十九，中膂内俞二十下，
白环俞穴廿一椎，腰空上次中下髎，
会阳阴尾尻骨旁，背开二寸二行了；
别从脊中开三寸，第二椎下为附分，
三椎魄户四膏肓，第五椎下神堂尊，
第六谚语膈关七，第九魂门十阳纲，
十一意舍之穴存，十二胃仓穴已分，
十三肓门端正在，十四志室不须论，
十九胞肓廿秩边，背部三行下行循；
承扶臀下股上约，下行六寸是殷门，
从殷外斜上一寸，屈膝得之浮郄寻，
委阳承扶下六寸，从郄内斜并殷门。
委中腘膝约纹里，委中下二寻合阳，
承筋脚跟上七寸，穴在腨肠之中央，
承山腿肚分肉间，外踝七寸上飞扬，
跗阳外踝上三寸，昆仑外跟陷中央，
仆参亦在踝骨下，申脉踝下五分张，
金门申脉下一寸，京骨外侧大骨当，
束骨本节后陷中，通谷节前限中量，
至阴小趾外侧端，去爪甲之韭叶方。

足太阳膀胱经
腧穴速记歌

足太阳经六十七，
睛明攒竹曲差参，
五处承光接通天，
络却玉枕天柱边。
大杼风门引肺俞，
厥阴心督膈肝胆，
脾胃三焦肾气海，
大肠小肠膀胱如，
中膂白环皆二行，
去脊中间一寸半，
上髎次髎中后下，
会阳须下尻旁取。
还有附分在三行，
二椎三寸半相当，
魄户膏肓与神堂，
膈关魂门谚语旁，
阳纲意舍及胃仓，
肓门志室连胞肓，
秩边承扶殷门穴，
浮郄相邻是委阳，
委中再下合阳去，
承筋承山相次长。
飞扬跗阳达昆仑，
仆参申脉过金门，
京骨束骨近通谷，
小趾外侧寻至阴。

睛明 Jīngmíng

【**定位**】在面部，目内眦内上方眶内侧壁凹陷处。

【**快速取穴**】正坐或仰卧，闭目，目内眦向内 0.1 寸，再向上 0.1 寸，眼眶内缘处。

【**用法**】嘱患者闭目，医者以押手将眼球推向外侧方固定，针沿眶内侧壁边缘，指向眶尖缓慢直刺 0.3 ~ 0.8 寸；禁灸。

【**主治**】目赤肿痛、流泪、目翳、视物不清、夜盲。

攒竹 Cuánzhú

【**定位**】在面部，当眉头凹陷中，额切迹处。

【**快速取穴**】正坐仰靠或仰卧，沿睛明直上至眉头边缘的凹陷处。

【**用法**】平刺 0.3 ~ 0.5 寸；禁灸。

【**主治**】头痛、流泪、目赤肿痛、视物不清、眼睑𥆧动、眼睑下垂、口眼㖞斜。

> 听宫主治耳聋鸣，
> 睛明攒竹目昏蒙。
> 迎风流泪眦痒痛，
> 雀目攀睛白翳生。

眉冲 Méichōng

【**定位**】在头部，额切迹直上入发际 0.5 寸。

【**快速取穴**】正坐仰靠或仰卧位，过神庭水平线与过攒竹垂线之交点处，当攒竹直上入发际 0.5 寸处。神庭与曲差连线之间。

【**用法**】向后平刺 0.3 ~ 0.5 寸；禁灸。

【**主治**】头痛、癫痫、鼻塞。

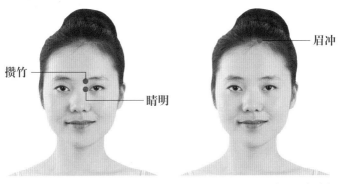

攒竹　睛明　眉冲

73

足太阳膀胱经

曲差 Qūchā

【定位】在头部，当前发际正中直上 0.5 寸，旁开 1.5 寸。

【快速取穴】正坐仰靠位，当前发际正中直上 0.5 寸，旁开 1.5 寸，当神庭与头维连线的内 1/3 与中 1/3 交点上。

【用法】平刺 0.5 ~ 0.8 寸；可灸。

【主治】头痛、鼻塞、视物不清。

五处 Wǔchù

【定位】在头部，当前发际正中直上 1 寸，旁开 1.5 寸。

【快速取穴】正坐仰靠位，曲差直上 0.5 寸，横平上星。

【用法】平刺 0.5 ~ 0.8 寸；可灸。

【主治】头痛、眩晕、癫痫、抽搐。

承光 Chéngguāng

【定位】在头部，当前发际正中直上 2.5 寸，旁开 1.5 寸。

【快速取穴】正坐仰靠位，曲差直上 2 寸，两耳尖连线的中点。

【用法】平刺 0.3 ~ 0.5 寸；可灸。

【主治】头痛、眩晕、目翳。

通天 Tōngtiān

【定位】在头部，当前发际正中直上 4 寸，旁开 1.5 寸。

【快速取穴】正坐仰靠位，两耳尖连线的中点向前 1 寸，再旁开 1.5 寸处即是。

【用法】平刺 0.3 ~ 0.5 寸；可灸。

【主治】头痛、眩晕、鼻塞、鼻出血。

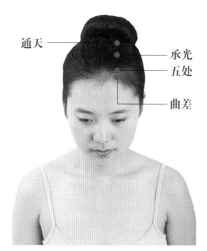

通天 —

承光
五处

曲差

络却 Luòquè

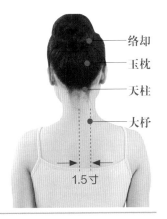

络却
玉枕
天柱
大杼
1.5寸

【定位】在头部，当前发际正中直上 5.5 寸，旁开 1.5 寸。

【快速取穴】正坐仰靠位，两耳尖连线的中点向前 0.5 寸与神庭和头维连线的内 1/3 与外 2/3 处垂线的交点上。

【用法】平刺 0.3 ~ 0.5 寸；可灸。

【主治】头晕、眩晕、耳鸣、癫狂。

玉枕 Yùzhěn

【定位】在头部，当后发际正中旁开 1.3 寸，横平枕外隆凸上缘。

【快速取穴】正坐或俯卧位，斜方肌外侧缘直上与枕外隆凸上缘水平线的交点。

【用法】平刺 0.3 ~ 0.5 寸；可灸。

【主治】头痛、颈项强痛、目痛、鼻塞。

天柱 Tiānzhù

【定位】在项后部，斜方肌外缘凹陷中，横平第 2 颈椎棘突上际。

【快速取穴】正坐，头稍前倾，哑门旁开 1.3 寸，当大筋（斜方肌）外侧缘处。

【用法】直刺或斜刺 0.5 ~ 0.8 寸；可灸。不可向内上方深刺。

【主治】头痛、项强、眩晕、目痛、肩背痛、癫狂、热病。

大杼 Dàzhù 八会穴之骨会

【定位】在背部，当第 1 胸椎棘突下，旁开 1.5 寸。

【快速取穴】俯卧，第 1 胸椎棘突下，陶道旁开 1.5 寸。

【用法】斜刺 0.5 ~ 0.8 寸；可灸。不宜直刺、深刺。

【主治】咳嗽、气喘、发热、咽喉肿痛、肩背痛。

大杼主刺身发热，
兼刺疟疾咳嗽痰，
神道惟灸背上病，
怯怯短气艾火添。

75

风门 Fēngmén

【定位】在背部,当第2胸椎棘突下,旁开1.5寸。

【快速取穴】俯卧位,第2胸椎棘突下,旁开1.5寸。

【用法】斜刺0.5~0.8寸;可灸。不宜直刺、深刺。

【主治】感冒、咳嗽、头痛、颈项强痛、胸背疼痛。

风门主治易感风,
风寒痰嗽吐血红。
兼治一切鼻中病,
艾火多加嗅自通。

肺俞 Fèishù 肺之背俞穴

【定位】在背部,当第3胸椎棘突下,旁开1.5寸。

【快速取穴】俯卧位,第3胸椎棘突下,旁开1.5寸。

【用法】斜刺0.5~0.8寸;可灸。不宜直刺、深刺。

【主治】咳嗽、气喘、咯血、潮热、盗汗。

肺俞内伤嗽吐红,
兼灸肺痿与肺痈。
小儿龟背亦堪灸,
肺气舒通背自平。

厥阴俞 Juéyīnshù 心包之背俞穴

【定位】在背部,当第4胸椎棘突下,旁开1.5寸。

【快速取穴】俯卧位,第4胸椎棘突下,旁开1.5寸。

【用法】斜刺0.5~0.8寸;可灸。不宜直刺、深刺。

【主治】心痛、心悸、咳嗽、胸闷、呕吐。

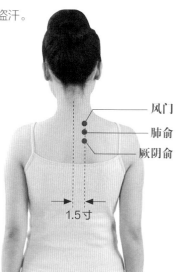

风门
肺俞
厥阴俞
1.5寸

心俞 Xīnshù 心之背俞穴

【定位】在背部，当第5胸椎棘突下，旁开1.5寸。

【快速取穴】俯卧位，第5胸椎棘突下间，旁开1.5寸。

【用法】斜刺0.5～0.8寸；可灸。不宜直刺、深刺。

【主治】心痛、心悸、咳嗽、咯血、盗汗、神经衰弱、癫痫。

心俞

督俞
膈俞
肝俞

1.5寸

督俞 Dūshù

【定位】在背部，当第6胸椎棘突下，旁开1.5寸。

【快速取穴】俯卧位，第6胸椎棘突下间，旁开1.5寸。

【用法】斜刺0.5～0.8寸；可灸。不宜直刺、深刺。

【主治】心痛、腹痛、腹胀、肠鸣。

膈俞 Géshù 八会穴之血会

【定位】在背部，当第7胸椎棘突下，旁开1.5寸。

【快速取穴】俯卧位，第7胸椎棘突下间，旁开1.5寸。

【用法】斜刺0.5～0.8寸；可灸。不宜直刺、深刺。

【主治】呃逆、呕吐、气喘、呕血。

膈俞主治胸胁痛，
兼灸痰疟痃癖攻。
更治一切失血证，
多加艾灼总收功。

肝俞 Gānshù 肝之背俞穴

【定位】在背部，当第9胸椎棘突下，旁开1.5寸。

【快速取穴】俯卧位，第9胸椎棘突下间，旁开1.5寸。

【用法】斜刺0.5～0.8寸；可灸。不宜直刺、深刺。

【主治】胁痛、黄疸、目赤、视物不清、夜盲、流泪、癫狂、呕血。

肝俞主灸积聚痛，
兼灸气短语声轻，
更同命门一并灸，
能使瞽目复重明。

足太阳膀胱经

胆俞 Dǎnshù 胆之背俞穴

【定位】在背部，当第10胸椎棘突下，旁开1.5寸。

【快速取穴】俯卧位，第10胸椎棘突下间，旁开1.5寸。

【用法】斜刺0.5～0.8寸；可灸。不宜直刺、深刺。

【主治】黄疸、口苦、呕吐、胸胁痛。

胆俞主灸胁满呕，
惊悸卧睡不能安。
兼灸酒疸目黄色，
面发赤斑灸自瘥。

脾俞 Píshù 脾之背俞穴

【定位】在背部，当第11胸椎棘突下，旁开1.5寸。

【快速取穴】俯卧位，第11胸椎棘突下间，旁开1.5寸。

【用法】斜刺0.5～1.0寸；可灸。

【主治】胃炎、消化不良、胃十二指肠溃疡、肝炎、肠炎、痢疾。

脾俞主灸伤脾胃，
吐泻疟痢疸瘕癥。
喘急吐血诸般证，
更治婴儿慢脾风。

胃俞 Wèishù 胃之背俞穴

【定位】在背部，当第12胸椎棘突下，旁开1.5寸。

【快速取穴】俯卧位，第12胸椎棘突下间，旁开1.5寸。

【用法】斜刺0.5～1.0寸；可灸。

【主治】胃痛、腹胀、呕吐、肠鸣、消化不良。

胃俞主治黄疸病，
食毕头目即晕眩。
疟疾善饥不能食，
艾火多加自可瘥。

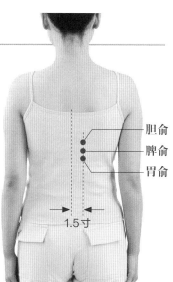

胆俞
脾俞
胃俞

1.5寸

三焦俞 Sānjiāoshù 三焦之背俞穴

【定位】在腰部，当第1腰椎棘突下，旁开1.5寸。

【快速取穴】俯卧位，两髂嵴高点连线中点再向上3个棘突，旁开1.5寸处。

【用法】直刺0.5~1.0寸；可灸。

【主治】腹胀、肠鸣、呕吐、泄泻、小便不利、水肿、腰背痛。

三焦俞治胀满疼，
积块坚硬痛不宁。
更治赤白休息痢，
刺灸此穴自然轻。

肾俞 Shènshù 肾之背俞穴

【定位】在腰部，当第2腰椎棘突下，旁开1.5寸。

【快速取穴】俯卧位，两髂嵴最高点连线中点再向上2个棘突，旁开1.5寸处。

【用法】直刺0.5~1.0寸；可灸。

【主治】遗精、阳痿、早泄、遗尿、尿频、月经不调、不孕、带下、腰膝酸软、耳鸣、耳聋、多食善饥、消瘦。

肾俞主灸下元虚，
令人有子效多奇。
兼灸吐血聋腰痛，
女疝妇带不能遗。

气海俞 Qìhǎishù

【定位】在腰部，当第3腰椎棘突下，旁开1.5寸。

【快速取穴】俯卧位，两髂嵴高点连线中点再向上1个棘突，旁开1.5寸处。

【用法】直刺0.5~1.0寸；可灸。

【主治】痛经、腰脊痛、痔。

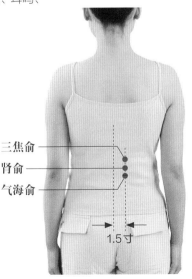

三焦俞

肾俞

气海俞

1.5寸

足太阳膀胱经

大肠俞 Dàchángshù 大肠之背俞穴

【**定位**】在腰部,当第4腰椎棘突下,旁开1.5寸。

【**快速取穴**】俯卧位,两髂嵴高点连线中点,旁开1.5寸。

【**用法**】直刺0.8~1.2寸;可灸。

【**主治**】腹胀、肠鸣、腹泻、便秘、腰痛。

> 大肠俞治腰脊疼,
> 大小便难此可通。
> 兼治泄泻痢疾病,
> 先补后泻要分明。

关元俞 Guānyuánshù

【**定位**】在腰部,当第5腰椎棘突下,旁开1.5寸。

【**快速取穴**】俯卧位,两髂嵴高点相平处正中再向下1个棘突,旁开1.5寸处。

【**用法**】直刺0.8~1.2寸;可灸。

【**主治**】腹胀、泄泻、小便不利、遗尿、腰骶痛。

小肠俞 Xiǎochángshù 小肠之背俞穴

【**定位**】在骶部,当骶正中嵴旁开1.5寸,平第1骶后孔。

【**快速取穴**】俯卧位,于第1骶椎下正中,旁开1.5寸处,横平上髎。

【**用法**】直刺0.8~1.0寸;可灸。

【**主治**】泄泻、遗精、遗尿、尿血、小便痛、带下、腰骶痛。

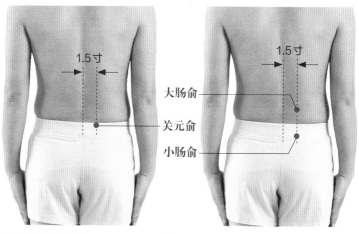

膀胱俞 Pángguāngshù 膀胱之背俞穴

【定位】在骶部，当骶正中嵴旁开 1.5 寸，平第 2 骶后孔。

【快速取穴】俯卧，于第 2 骶椎下正中，旁开 1.5 寸处，横平次髎。

【用法】直刺 0.8 ～ 1.2 寸；可灸。

【主治】遗尿、小便不利、腹泻、便秘、腰骶痛。

膀胱俞治小便难，
少腹胀痛不能安。
更治腰脊强直痛，
艾火多添疾自瘥。

中膂俞 Zhōnglǚshù

【定位】在骶部，当骶正中嵴旁开 1.5 寸，平第 3 骶后孔。

【快速取穴】俯卧位，于第 3 骶椎下正中，旁开 1.5 寸处，横平中髎。

【用法】直刺 1.0 ～ 1.5 寸；可灸。

【主治】痢疾、腹胀、腰脊强痛。

白环俞 Báihuánshù

【定位】在骶部，当骶正中嵴旁开 1.5 寸，平第 4 骶后孔。

【快速取穴】俯卧位，骶管裂孔旁开 1.5 寸，横平下髎。

【用法】直刺 1.0 ～ 1.5 寸；可灸。

【主治】遗尿、月经不调、带下、遗精、小便不利、腰骶痛。

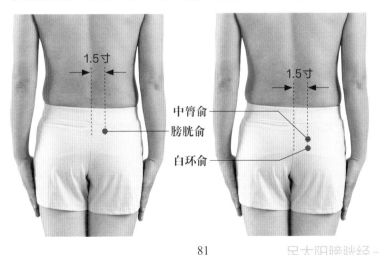

1.5寸

1.5寸

中膂俞
膀胱俞
白环俞

上髎 Shàngliáo

【**定位**】在骶部，适对第 1 骶后孔处。

【**快速取穴**】俯卧位，以示指尖按在小肠俞与脊椎之间，小指按在尾骨上方黄豆大的圆骨突起（骶角）的上方，中指与环指相等距离分开按放，各指尖所到之处是：示指尖为上髎、中指尖为次髎、环指尖为中髎、小指尖为下髎。

【**用法**】直刺 1.0 ~ 1.5 寸；可灸。

【**主治**】月经不调、赤白带下、子宫脱垂、前阴或腰骶部引痛。

次髎 Cìliáo

【**定位**】在骶部，适对第 2 骶后孔处。

【**快速取穴**】俯卧位，当髂后上棘与第 2 骶椎棘突连线的中点凹陷处。

【**用法**】直刺 1.0 ~ 1.5 寸；可灸。

【**主治**】月经不调、赤白带下、痛经、小便不利、遗精、腰骶痛、下肢痿痹。

中髎 Zhōngliáo

【**定位**】在骶部，适对第 3 骶后孔处。

【**快速取穴**】俯卧位，在骶部，当次髎向下触摸到的第 1 个凹陷处。

【**用法**】直刺 1.0 ~ 1.5 寸；可灸。

【**主治**】月经不调、赤白带下、小便不利、便秘、泄泻、腰骶疼痛。

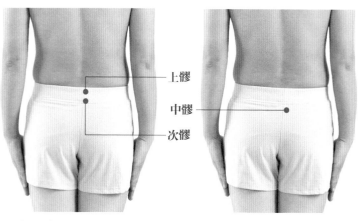

下髎 Xiàliáo

【定位】在骶部，适对第 4 骶后孔处。

【快速取穴】俯卧位，在骶部，次髎向下触摸到的第 2 个凹陷处。

【用法】直刺 1.0 ~ 1.5 寸；可灸。

【主治】前阴、小腹、腰骶部引痛、带下、便血。

会阳 Huìyáng

【定位】在臀部，尾骨端旁开 0.5 寸。

【快速取穴】跪伏位，在骶部按取尾骨下端旁边软陷处取穴。

【用法】直刺 0.8 ~ 1.2 寸；可灸。

【主治】赤白带下、阳痿、痢疾、便血、痔。

承扶 Chéngfú

【定位】在臀部，臀沟的中点。

【快速取穴】俯卧位，大腿与臀部交界之臀下横纹中点。

【用法】直刺 1.0 ~ 2.0 寸；可灸。

【主治】腰腿痛、坐骨神经痛、痔、便秘、脱肛。

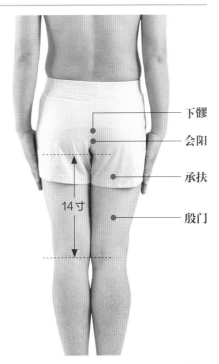

殷门 Yīnmén

【定位】在股后侧，臀沟下 6 寸，股二头肌与半腱肌之间。

【快速取穴】俯卧位，承扶与委中连线中点上 1 寸。

【用法】直刺 1.0 ~ 2.0 寸；可灸。

【主治】腰腿痛、下肢痿痹。

足太阳膀胱经

浮郄 Fúxì

【定位】在膝后侧，腘横纹上1寸，股二头肌腱内侧缘。

【快速取穴】俯卧位，取腘横纹正中旁开1寸的委阳，再直上1寸股二头肌腱内侧缘取穴。

【用法】直刺1.0～2.0寸；可灸。

【主治】坐骨神经痛、便秘等。

委阳 Wěiyáng 三焦下合穴

【定位】在膝后外侧，腘横纹上，当股二头肌腱的内侧缘。

【快速取穴】俯卧，腘窝横纹上，委中外开1寸。

【用法】直刺1.0～1.5寸；可灸。

【主治】腰背痛、下肢肌肉痉挛疼痛、小腹胀满、小便不利等。

委中 Wěizhōng 足太阳经 合穴、膀胱下合穴

【定位】在膝后侧，腘横纹中点。

【快速取穴】俯卧，腘窝横纹中点，当股二头肌腱与半腱肌肌腱的中间。

【用法】直刺1.0～1.5寸，或点刺出血；可灸。

【主治】腰背痛、遗尿、下肢瘫痪、小腹痛、小便不利。

环跳主治中风湿，
股膝筋挛腰疼痛。
委中刺血医前证，
开通经络最相应。

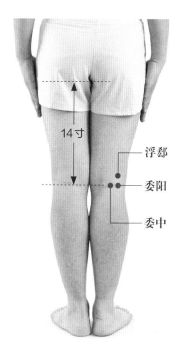

14寸

浮郄

委阳

委中

附分 Fùfēn

【定位】在背部，当第2胸椎棘突下，旁开3寸。

【快速取穴】俯卧位，第2胸椎棘突下与肩胛骨内侧缘之垂线交点处。

【用法】斜刺0.5～0.8寸，不宜直刺、深刺；可灸。

【主治】肩背拘急、颈项强痛、肘臂麻木。

魄户 Pòhù

【定位】在背部，当第3胸椎棘突下，旁开3寸。

【快速取穴】俯卧位，第3胸椎棘突下与肩胛骨内侧缘之垂线交点处。

【用法】斜刺0.5～0.8寸，不宜直刺、深刺；可灸。

【主治】咳嗽、气喘、肺痨、颈项强痛、肩背痛等。

膏肓 Gāohuāng

【定位】在背部，当第4胸椎棘突下，旁开3寸。

【快速取穴】俯卧位，第4胸椎棘突下与肩胛骨内侧缘之垂线交点处。

【用法】斜刺0.5～0.8寸，不宜直刺、深刺；可灸。

【主治】咳嗽、气喘、遗精、盗汗；保健灸的常用穴。

膏肓一穴灸劳作，
百损诸虚无不良。
此穴禁针惟宜艾，
千金百壮效非常。

神堂 Shéntáng

【定位】在背部，当第5胸椎棘突下，旁开3寸。

【快速取穴】俯卧位，第5胸椎棘突下与肩胛骨内侧缘之垂线交点处。

【用法】斜刺0.5～0.8寸，不宜直刺、深刺；可灸。

【主治】咳嗽、气喘、胸闷、气短、腰背疼痛等。

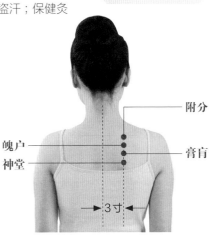

附分
魄户
膏肓
神堂
3寸

譩譆 Yìxǐ

【定位】在背部,当第6胸椎棘突下,旁开3寸。

【快速取穴】俯卧位,第6胸椎棘突下与肩胛骨内侧缘之垂线交点处。

【用法】斜刺0.5~0.8寸,不宜直刺、深刺;可灸。

【主治】咳嗽、气喘、肩背痛、热病、疟疾。

譩譆主治久疟病,
五脏疟灸脏俞平。

膈关 Géguān

【定位】在背部,当第7胸椎棘突下,旁开3寸。

【快速取穴】俯卧位,两肩胛骨下角连线中点与肩胛骨内侧缘之垂线交点处。

【用法】斜刺0.5~0.8寸,不宜直刺、深刺;可灸。

【主治】胸闷、呕吐、呃逆、嗳气、腰背疼痛。

魂门 Húnmén

【定位】在背部,当第9胸椎棘突下,旁开3寸。

【快速取穴】俯卧位,第9胸椎棘突下与肩胛骨内侧缘之垂线交点处。

【用法】斜刺0.5~0.8寸,不宜直刺、深刺;可灸。

【主治】呕吐、泄泻、胸胁胀痛、背痛。

阳纲 Yánggāng

【定位】在背部,当第10胸椎棘突下,旁开3寸。

【快速取穴】俯卧位,第10胸椎棘突下与肩胛骨内侧缘之垂线交点处。

【用法】斜刺0.5~0.8寸,不宜直刺、深刺;可灸。

【主治】肠鸣、泄泻、小便黄赤、饮食不下。

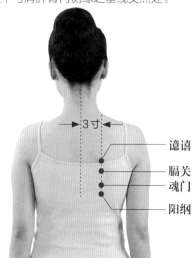

3寸

譩譆
膈关
魂门
阳纲

意舍 Yìshè

【定位】在背部，当第11胸椎棘突下，旁开3寸。

【快速取穴】俯卧位，第11胸椎棘突下与肩胛骨内侧缘之垂线交点处。

【用法】斜刺0.5～0.8寸，可灸。

【主治】腹胀、腹泻、发热、消渴、黄疸。

意舍主治胁满痛，
兼疗呕吐立时宁。

胃仓 Wèicāng

【定位】在背部，当第12胸椎棘突下，旁开3寸。

【快速取穴】俯卧位，第12胸椎棘突下与肩胛骨内侧缘之垂线交点处。

【用法】斜刺0.5～0.8寸；可灸。

【主治】腹胀、胃脘痛、小儿食积、水肿、腰背痛。

肓门 Huāngmén

【定位】在腰部，当第1腰椎棘突下，旁开3寸。

【快速取穴】俯卧位，第1腰椎棘突下，旁开3寸处。

【用法】直刺0.5～0.8寸；可灸。

【主治】腹痛、产后诸症。

志室 Zhìshì

【定位】在腰部，当第2腰椎棘突下，旁开3寸。

【快速取穴】俯卧位，两髂嵴高点相平处正中再向上2个棘突，旁开3寸处。

【用法】直刺0.5～0.8寸；可灸。

【主治】遗精、阳痿、小便不利、腰脊强痛。

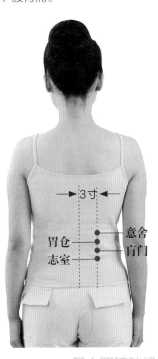

足太阳膀胱经

胞肓 Bāohuāng

【定位】在臀部，平第 2 骶后孔，骶正中嵴旁开 3 寸。

【快速取穴】俯卧位，从第 5 腰椎向下数到第 2 骶椎，棘突下旁开 3 寸即是。

【用法】直刺 0.8 ～ 1.2 寸；可灸。

【主治】小便不利、肠鸣、腹胀、便秘、腰背痛。

秩边 Zhìbiān

【定位】在臀部，平第 4 骶后孔，骶正中嵴旁开 3 寸。

【快速取穴】俯卧位，从第 5 腰椎向下数到第 4 骶椎，棘突下旁开 3 寸即是。

【用法】直刺 1.5 ～ 2.0 寸；可灸。

【主治】腰骶痛、下肢麻木、小便不利、前阴痛、便秘、痔。

合阳 Héyáng

【定位】在小腿后侧，腘横纹下 2 寸，腓肠肌内、外侧头之间。

【快速取穴】俯卧或正坐垂足，当委中和承山连线上，委中直下 2 寸。

【用法】直刺 1.0 ～ 1.5 寸；可灸。

【主治】腰背痛、下肢麻木或瘫痪、疝气、崩漏。

承筋 Chéngjīn

【定位】在小腿后侧，腓肠肌两肌腹之间，腘横纹下 5 寸。

【快速取穴】俯卧位，于腓肠肌之中央，当合阳与承山连线的中点。

【用法】直刺 1.0 ～ 1.5 寸；可灸。

【主治】腰背痛、小腿酸重疼痛、转筋、痔。

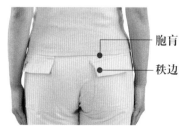

胞肓

秩边

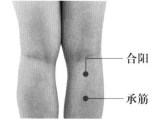

合阳

承筋

承山 Chéngshān

【定位】在小腿后侧，腓肠肌两肌腹与跟腱交角处。

【快速取穴】直立，两手上举按墙，足跟上提足尖着地，腓肠肌下部出现的"人"字形沟尖端即是。

【用法】直刺 1.0 ～ 2.0 寸；可灸。

【主治】腰背痛、小腿挛痛、便秘、痔。

承山主针诸痔漏，亦治寒冷转筋灵。

飞扬 Fēiyáng 足太阳经络穴

【定位】在小腿后外侧，昆仑直上 7 寸，腓肠肌外下缘与跟腱移行处。

【快速取穴】正坐垂足，承山外下方 1 寸，直对昆仑。

【用法】直刺 1.0 ～ 1.5 寸；可灸。

【主治】头痛、眩晕、鼻塞、鼻出血、痔、腰痛、腿软无力。

飞扬主治步艰难，金门能疗病癫痫。

跗阳 Fūyáng 阳跷脉郄穴

【定位】在小腿后外侧，昆仑直上 3 寸，腓骨与跟腱之间。

【快速取穴】俯卧位，昆仑直上 3 寸，小腿后外侧处。

【用法】直刺 0.8 ～ 1.2 寸，局部酸胀感，可向足底放散；可灸。

【主治】腰骶痛、下肢痿痹、足踝肿痛、头痛。

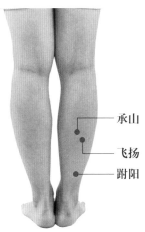

承山

飞扬

跗阳

足太阳膀胱经

昆仑 Kūnlún 足太阳经经穴

【定位】在足部外踝后方，当外踝尖与跟腱之间凹陷处。

【快速取穴】正坐垂足或俯卧，外踝尖与跟腱水平连线的中点。

【用法】直刺 0.5 ~ 0.8 寸；可灸。

【主治】头痛、目痛、颈项强痛、腰背痛、足踝肿痛、鼻出血、癫痫、难产。

足腿红肿昆仑主，
兼治齿痛亦能安。

仆参 Púcān

【定位】在足外侧，昆仑直下，跟骨外侧，赤白肉际处。

【快速取穴】垂足着地或俯卧位，于昆仑直下，当跟部之赤白肉际凹陷处。

【用法】直刺 0.3 ~ 0.5 寸；可灸。

【主治】下肢痿痹、腿痛转筋、癫痫、足跟痛、腰痛。

申脉 Shēnmài

【定位】在足外侧，外踝尖直下，外踝下缘与跟骨之间凹陷中。

【快速取穴】垂足着地或仰卧位，外踝正下方凹陷处，与照海内外相对。

【用法】直刺 0.3 ~ 0.5 寸；可灸。

【主治】眩晕、头痛、癫狂、腰腿痛。

昼发痉证治若何，
金针申脉起沉疴，
上牙疼兮下足肿，
亦针此穴自平和。

金门 Jīnmén 足太阳经郄穴

【定位】在足背，当外踝前缘直下，第5跖骨粗隆后方，骰骨下缘凹陷处。

【快速取穴】垂足着地或仰卧位，申脉前下方0.5寸，骰骨外侧凹陷中。

【用法】直刺 0.3 ~ 0.5 寸，局部酸胀感，可向足背放散；可灸。

【主治】头痛、腰痛、下肢瘫痪、足踝肿痛、小儿惊风。

京骨 Jīnggǔ 足太阳经原穴

【定位】在足外侧，第5跖骨粗隆前下方，赤白肉际处。

【快速取穴】垂足着地或仰卧位，足跟与跖趾关节连线中点处的骨性隆起前下缘赤白肉际处。

【用法】直刺0.3 ~ 0.5寸；可灸。

【主治】头痛、颈项强痛、腰腿痛、癫痫、鼻出血。

束骨 Shùgǔ 足太阳经输穴

【定位】在足外侧，足小趾本节（第5跖趾关节）的近端，赤白肉际处。

【快速取穴】垂足着地或仰卧位，第5跖趾关节后缘赤白肉际处。

【用法】直刺0.3 ~ 0.5寸；可灸。

【主治】头痛、目眩、项强、腰背急痛、腰腿痛。

足通谷 Zútōnggǔ 足太阳经荥穴

【定位】在足趾，足小趾本节（第5跖趾关节）的远端，赤白肉际处。

【快速取穴】垂足着地或仰卧位，第5跖趾关节前缘赤白肉际处。

【用法】直刺0.2 ~ 0.3寸；可灸。

【主治】头痛、项强、鼻出血、癫狂。

至阴 Zhìyīn 足太阳经井穴

【定位】在足趾，足小趾末节外侧，距趾甲根角侧后方0.1寸（指寸）。

【快速取穴】正坐垂足或仰卧，足小趾爪甲外侧缘与基底缘的水平线交点处。

【用法】直刺0.1寸，或点刺出血；可灸。

【主治】胎位不正、难产、目痛、鼻塞、鼻出血、足膝肿痛。

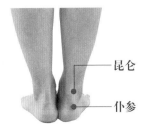

昆仑

仆参

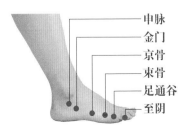

申脉
金门
京骨
束骨
足通谷
至阴

足太阳膀胱经

足少阴肾经

循行

起于足小趾之下，斜过足心，出于舟骨粗隆下，沿内踝之后，进入足跟中，上向小腿内，出腘窝内侧，上大腿内侧后缘，穿过脊柱，属于肾，络于膀胱。

其主干，从肾向上穿肝、隔，进入肺中，沿着喉咙，夹舌根旁。

其支脉，从肺出来，络于心，注于胸中。

主治病症

月经不调、痛经、不孕、遗精、阳痿、二便不利等泌尿生殖系疾病；咳喘、胸胁胀满；腹痛、吐泻、便秘等肠胃道疾病；目眩、耳鸣耳聋、咽喉肿痛、头痛等五官疾病；经脉循行所过处其他不适。

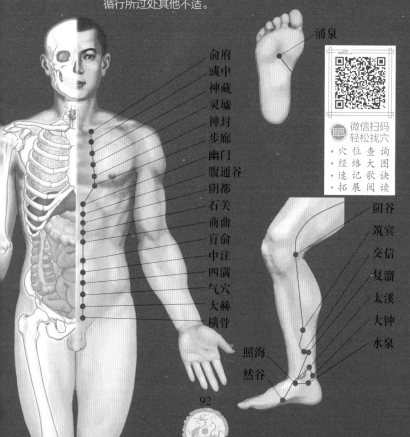

涌泉

俞府
彧中
神藏
灵墟
神封
步廊
幽门
腹通谷
阴都
石关
商曲
肓俞
中注
四满
气穴
大赫
横骨

阴谷
筑宾
交信
复溜
太溪
大钟
水泉

照海
然谷

微信扫码
轻松找穴
· 穴 位 查 询
· 经 络 大 图
· 速 记 歌 诀
· 拓 展 阅 读

速记歌诀

循行歌

足肾经脉属少阴，小趾斜趋涌泉心，
然骨之下内踝后，别入跟中腨内侵，
出腘内廉上股内，贯脊属肾膀胱临。
直者属肾贯肝膈，入肺循喉舌本寻。
支者从肺络心内，仍至胸中部分深。

主治病症速记歌

此经多气而少血，是动病饥不欲食，
喘嗽唾血喉中鸣，坐而欲起面如垢，
目视䀮䀮气不足，心悬如饥常惕惕；
所生病者为舌干，口热咽痛气贲逼，
股内后廉并脊疼，心肠烦痛疸而澼，
痿厥嗜卧体怠惰，足下热痛皆肾厥。

足少阴肾经腧穴速记歌

足少阴肾二十七，涌泉然谷出太溪，
大钟水泉连照海，复溜交信筑宾立，
阴谷横骨趋大赫，气穴四满中注得，
肓俞商曲石关蹲，阴都通谷幽门值，
步廊神封出灵墟，神藏彧中俞府毕。

足少阴肾经腧穴分寸歌

足掌心中是涌泉，
然谷内踝一寸前，
太溪踝后跟骨上，
大钟跟后踵中边，
水泉溪下一寸觅，
照海踝下四分真，
复溜踝后上二寸，
交信后上二寸联，
二穴只隔筋前后，
太阴之后少阴前，
筑宾内踝上腨分，
阴谷膝下曲膝间。
横骨大赫并气穴，
四满中注亦相连，
五穴上行皆一寸，
中行旁开五分边，
肓俞上行亦一寸，
俱在脐旁半寸间，
商曲石关阴都穴，
通谷幽门五穴联，
五穴上下一寸取，
各开中行五分前，
步廊神封灵墟穴，
神藏彧中俞府安，
上行寸六旁二寸，
穴穴均在肋隙间。

涌泉 Yǒngquán 足少阴经井穴

【定位】在足底，屈足卷趾时足心最凹陷处。

【快速取穴】足趾弯曲，足掌心前部正中凹陷处，约当足底第2、第3趾趾缝纹头端与足跟中点连线的前、中1/3交界，第2、第3跖趾关节稍后方。

【用法】直刺0.5～1.0寸；可灸。

【主治】发热、足心热、心烦、惊风、咽喉肿痛、咳嗽、气喘、腰背痛、便秘、小便不利。

涌泉主刺足心热，
兼刺奔豚疝气疼，
血淋气痛疼难忍，
金针泻动自安宁。

然谷 Rángǔ 足少阴经荥穴

【定位】在足内侧，足舟骨粗隆下方，赤白肉际。

【快速取穴】正坐或仰卧，内踝前下方，足舟骨粗隆前下方凹陷处。

【用法】直刺0.5～1.0寸；可灸。

【主治】月经不调、阴痒、遗精、阳痿、小便不利、咯血、咽喉肿痛、消渴、黄疸、泄泻、足背痛。

然谷主治喉痹风，
咯血足心热遗精，
疝气温疟多渴热，
兼治初生儿脐风。

太溪 Tàixī 足少阴经输穴、原穴

【定位】在踝后内侧，内踝尖与跟腱之间凹陷处。

【快速取穴】正坐或仰卧，内踝后缘与跟腱前缘的中间，与内踝尖平齐。

【用法】直刺0.5～1.0寸；可灸。

【主治】咽痛、咳嗽、哮喘、咯血、胸痛、牙痛、月经不调、阳痿、遗精、消渴、便秘、腰痛、下肢冷。

太溪主治消渴病，
兼治房劳不称情，
妇人水蛊胸胁满，
金针刺后自安宁。

大钟 Dàzhōng 足少阴经络穴

【定位】在足内侧，内踝后下方，跟骨上缘，当跟腱附着部的内侧前方凹陷处。

【快速取穴】先取太溪、水泉，与两穴连线中点取平，靠跟腱前线处。

【用法】直刺 0.5 ~ 1.0 寸；可灸。

【主治】腰背痛、便秘、气喘、咯血、小便不利、足跟痛等。

水泉 Shuǐquán 足少阴经郄穴

【定位】在足内侧，太溪直下 1 寸（指寸），跟骨结节内侧凹陷处。

【快速取穴】正坐或仰卧位，内踝尖后缘与跟腱前缘的中点，直下 1 寸之跟骨上。

【用法】直刺 0.3 ~ 0.5 寸；可灸。

【主治】月经不调、痛经、子宫脱垂、小便不利、视物不清。

照海 Zhàohǎi

【定位】在足内侧，内踝尖下 1 寸，内踝下缘边际凹陷处。

【快速取穴】正坐，两足掌心对合，内踝尖正下方，内踝下缘的凹陷处。

【用法】直刺 0.5 ~ 1.0 寸；可灸。

【主治】月经不调、赤白带下、子宫脱垂、目赤肿痛、咽干、咽痛、疝气、小便不利、癫痫。

> 照海穴治夜发痉，
> 兼疗消渴便不通。

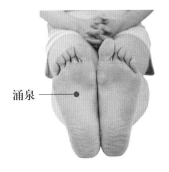

涌泉

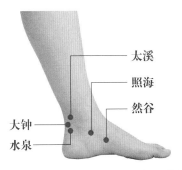

太溪
照海
然谷
大钟
水泉

足少阴肾经

复溜 Fùliū 足少阴经经穴

【定位】在小腿后内侧，内踝尖上2寸，跟腱的前缘。

【快速取穴】正坐或仰卧，太溪直上2寸，跟腱前缘处。

【用法】直刺0.5～1.0寸；可灸。

【主治】水肿、腹胀、腹泻、多汗或少汗、小便不利、腰脊痛、下肢痿痹、脉微细时止。

复溜血淋宜乎灸，
气滞腰疼贵在针，
伤寒无汗急泻此，
六脉沉伏即可伸。

交信 Jiāoxìn 阴跷脉郄穴

【定位】在小腿内侧，内踝尖上2寸，胫骨内侧缘的后方凹陷中。

【快速取穴】正坐或仰卧，复溜前0.5寸处。

【用法】直刺0.5～1.0寸；可灸。

【主治】癃闭、疝气、前阴急痛引股膝内侧、月经不调、泄泻、便秘。

筑宾 Zhùbīn 阴维脉郄穴

【定位】在小腿后内侧，太溪直上5寸，比目鱼肌与跟腱之间。

【快速取穴】正坐或仰卧，太溪直上5寸，太溪与阴谷连线上，胫骨内侧面后缘约2寸处。

【用法】直刺1.0～1.5寸；可灸。

【主治】癫痫、呕吐、疝气、小腿内侧痛。

隐白主治心脾痛，
筑宾能医气疝疼。

阴谷 Yīngǔ 足少阴经合穴

【定位】在膝后内侧，腘横纹上，半腱肌肌腱外侧缘。

【快速取穴】正坐屈膝，腘横纹内侧端，两筋（半腱肌肌腱与半膜肌肌腱）之间。

【用法】直刺1.0～1.5寸；可灸。

【主治】股内侧痛、膝关节痛、月经不调、崩漏、阳痿、小便难。

阴谷舌纵口流涎，
腹胀烦满小便难，
疝痛阴痿及痹病，
妇人漏下亦能瘥。

横骨 Hénggǔ

【定位】在下腹部，当脐中下 5 寸，前正中线旁开 0.5 寸。

【快速取穴】仰卧位，耻骨联合上缘中点旁开 0.5 寸处。

【用法】直刺 1.0 ~ 1.5 寸；可灸。

【主治】遗精、阳痿、小便不通、小腹胀痛、疝气。

大赫 Dàhè

【定位】在下腹部，当脐中下 4 寸，前正中线旁开 0.5 寸。

【快速取穴】仰卧位，耻骨联合上缘中点上 1 寸，旁开中线 0.5 寸处。

【用法】直刺 1.0 ~ 1.5 寸；可灸。

【主治】遗精、阴囊挛缩、子宫脱垂、带下。

> 呕吐吞酸灸日月，
> 大赫专治病遗精。

气穴 Qìxué

【定位】在下腹部，当脐中下 3 寸，前正中线旁开 0.5 寸。

【快速取穴】仰卧位，脐中至耻骨联合上缘的上 3/5 与下 2/5 交界处，旁开中线 0.5 寸处。

【用法】直刺 1.0 ~ 1.5 寸；可灸。

【主治】月经不调、带下、腹痛引腰背、不孕。

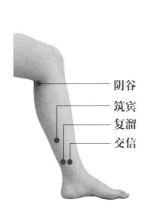

阴谷
筑宾
复溜
交信

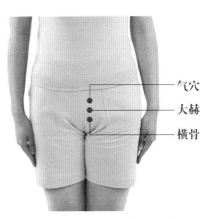

气穴
大赫
横骨

四满 Sìmǎn

【定位】在下腹部，当脐中下2寸，前正中线旁开0.5寸。

【快速取穴】仰卧位，脐中至耻骨联合上缘的上2/5与下3/5交界处，旁开中线0.5寸处。

【用法】直刺1.0～1.5寸；可灸。

【主治】月经不调、带下、腹中包块、遗精、遗尿、水肿、腹痛、泄泻。

中注 Zhōngzhù

【定位】在下腹部，当脐中下1寸，前正中线旁开0.5寸。

【快速取穴】仰卧位，脐下1寸，旁开中线0.5寸处。

【用法】直刺1.0～1.5寸；可灸。

【主治】便秘、腹痛。

肓俞 Huāngshù

【定位】在上腹部，当脐中旁开0.5寸。

【快速取穴】仰卧位，脐旁开0.5寸处。

【用法】直刺1.0～1.5寸；可灸。

【主治】腹胀、绕脐疼痛、便秘。

商曲 Shāngqū

【定位】在上腹部，当脐中上2寸，前正中线旁开0.5寸。

【快速取穴】仰卧位，胸剑结合至脐中连线的下1/4与上3/4交界处，旁开中线0.5寸处。

【用法】直刺0.5～0.8寸；可灸。

【主治】腹中包块、腹痛、泄泻、便秘。

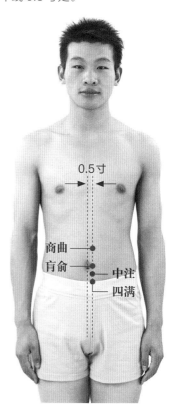

0.5寸

商曲
肓俞
中注
四满

石关 Shíguān

【定位】在上腹部，当脐中上3寸，前正中线旁开0.5寸。

【快速取穴】仰卧位，胸剑结合至脐中连线的中点下1寸，旁开中线0.5寸处。

【用法】直刺1.0～1.5寸；可灸。

【主治】腹痛、便秘、多唾。

阴都 Yīndū

【定位】在上腹部，当脐中上4寸，前正中线旁开0.5寸。

【快速取穴】仰卧位，胸剑结合至脐中连线的中点，旁开中线0.5寸处。

【用法】直刺1.0～1.5寸；可灸。

【主治】肠鸣、腹痛、腹胀。

腹通谷 Fùtōnggǔ

【定位】在上腹部，当脐中上5寸，前正中线旁开0.5寸。

【快速取穴】仰卧，先取脐直上5寸的上脘，上脘旁开0.5寸。

【用法】直刺0.5～0.8寸；可灸。

【主治】腹痛、腹胀、呕吐、腹中包块。

幽门 Yōumén

【定位】在上腹部，当脐中上6寸，前正中线旁开0.5寸。

【快速取穴】仰卧，先取脐直上6寸的巨阙，巨阙旁开0.5寸。

【用法】直刺0.5～0.8寸；可灸。

【主治】腹痛、腹胀、腹泻、呃逆、呕吐。

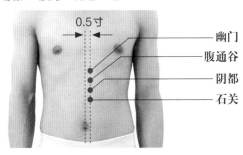

0.5寸

幽门
腹通谷
阴都
石关

足少阴肾经

步廊 Bùláng

【**定位**】在前胸部，当第 5 肋间隙，前正中线旁开 2 寸。

【**快速取穴**】仰卧位，胸骨中线与锁骨中线之间的中点，当第 5 肋间隙中。

【**用法**】斜刺或平刺 0.5 ~ 0.8 寸；可灸。

【**主治**】胸胁满痛、咳嗽、气喘。

神封 Shénfēng

【**定位**】在前胸部，当第 4 肋间隙，前正中线旁开 2 寸。

【**快速取穴**】仰卧位，胸骨中线与锁骨中线之间的中点，当第 4 肋间隙中。

【**用法**】斜刺或平刺 0.5 ~ 0.8 寸；可灸。

【**主治**】胸胁胀满、咳嗽、气喘、乳痈。

灵墟 Língxū

【**定位**】在前胸部，当第 3 肋间隙，前正中线旁开 2 寸。

【**快速取穴**】仰卧位，胸骨中线与锁骨中线之间的中点，当第 3 肋间隙中。

【**用法**】斜刺或平刺 0.5 ~ 0.8 寸；可灸。

【**主治**】咳嗽、气喘、痰多、呕吐、胸胁胀痛、食欲缺乏。

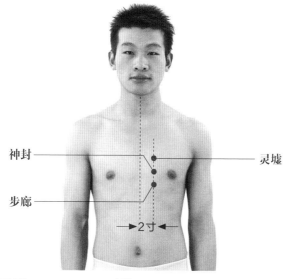

神封 —————

灵墟

步廊 —————

←2寸→

神藏 Shéncáng

【定位】在前胸部，当第2肋间隙，前正中线旁开2寸。

【快速取穴】仰卧位,胸骨中线与锁骨中线之间的中点,当第2肋间隙中。

【用法】斜刺或平刺0.5～0.8寸；可灸。

【主治】咳嗽、气喘、呕吐、胸胁胀满、食欲缺乏。

彧中 Yùzhōng

【定位】在前胸部，当第1肋间隙，前正中线旁开2寸。

【快速取穴】仰卧位,胸骨中线与锁骨中线之间的中点,当第1肋间隙中。

【用法】斜刺或平刺0.5～0.8寸；可灸。

【主治】咳嗽、气喘、痰多、胸胁满痛。

俞府 Shùfǔ

【定位】在前胸部，当锁骨下缘，前正中线旁开2寸。

【快速取穴】仰卧位,胸骨中线与锁骨中线之间的中点,当锁骨下缘处。

【用法】斜刺或平刺0.5～0.8寸；可灸。

【主治】咳嗽、气喘、胸痛、呕吐。

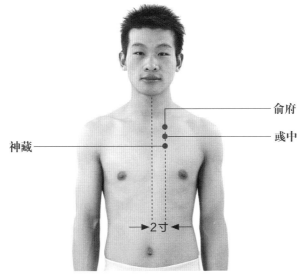

俞府

彧中

神藏

→2寸

足少阴肾经

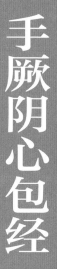

手厥阴心包经

循行

从胸中开始，浅出属于心包，下过膈肌，历络于上、中、下三焦。

其支脉，沿胸出胁部，当腋下三寸处向上到达腋下，沿上臂内侧，行于手太阴、手少阴经之间，进入肘中，沿前臂下行于桡侧腕屈肌腱与掌长肌腱之间，进入掌中，沿中指出其末端。

其支脉，从掌中分出，沿无名指出其末端。

主治病症

心胸烦闷，心痛，掌心发热。

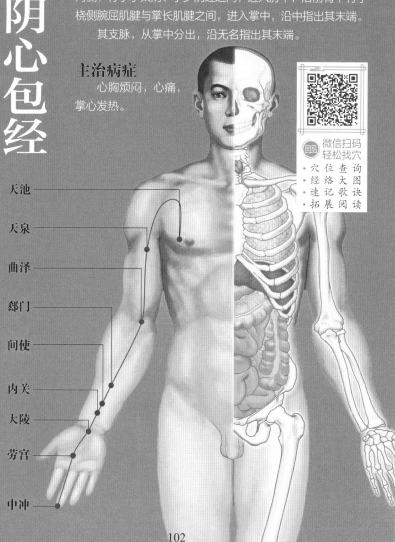

微信扫码
轻松找穴

- 穴 位 查 询
- 经 络 大 图
- 速 记 歌 诀
- 拓 展 阅 读

天池
天泉
曲泽
郄门
间使
内关
大陵
劳宫
中冲

循行歌

手厥阴心主起胸，
属包下膈三焦宫，
支者循胸出胁下，
胁下连腋三寸同，
仍上抵腋循臑内，
太阴少阴两经中，
指透中冲支者别，
小指次指络相通。

手厥阴心包经腧穴速记歌

心包九穴天池近，
天泉曲泽郄门认，
间使内关逾大陵，
劳宫中冲中指尽。

主治病症速记歌

此经少气原多血，
是动则病手心热。
肘臂挛急腋下肿，
甚则胸胁支满结，
心中澹澹或大动，
喜笑目黄面赤色，
所生病者为烦心，
心痛掌热病之则。

手厥阴心包经腧穴分寸歌

心络起自天池间，
乳后旁一腋下三，
天泉绕腋下二寸，
曲泽屈肘陷中参，
郄门去腕后五寸，
间使腕后三寸然，
内关去腕后二寸，
大陵掌后横纹间，
劳宫屈拳名指取，
中指之末中冲端。

天池 Tiānchí

【定位】在前胸部，当第 4 肋间隙，前正中线旁开 5 寸。

【快速取穴】正坐或仰卧位，乳头外上方 1 寸处。

【用法】向外斜刺或平刺 0.5 ~ 0.8 寸；可灸。

【主治】咳嗽、气喘、痰多、胸痛、胸闷。

天泉 Tiānquán

【定位】在臂前侧，当腋前纹头下 2 寸，肱二头肌的长、短头之间。

【快速取穴】正坐位，伸臂仰掌，腋前纹头水平至肘横纹连线的上 1/3 与下 2/3 交点，再向上 1 寸，肱二头肌的长、短头之间。

【用法】直刺 1.0 ~ 1.5 寸；可灸。

【主治】咳嗽、心痛、心悸、胸胁胀满、胸背及上肢内侧疼痛。

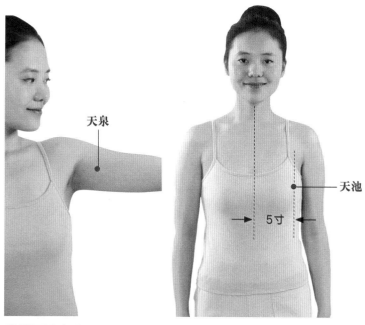

天泉

天池

5寸

曲泽 Qūzé 手厥阴经合穴

【定位】在肘前侧，肘横纹上，当肱二头肌腱的尺侧缘凹陷中。

【快速取穴】仰掌，微屈肘，肱二头肌腱尺侧，在肘横纹上。

【用法】直刺 0.8 ～ 1.0 寸；可灸。

【主治】心悸、心痛、发热口干、胃痛、呕吐、肘臂痛。

曲泽主治心痛惊，
身热烦渴肘掣疼。
兼治伤寒呕吐逆，
针灸同施立刻宁。

郄门 Xímén 手厥阴经郄穴

【定位】在前臂前侧，腕掌侧远端横纹上 5 寸，掌长肌腱与桡侧腕屈肌腱之间。

【快速取穴】握拳，微屈肘，在显露的两肌腱之间，掌根第一条横纹正中直上 5 寸取穴。若摸不到掌长肌腱，则以桡侧腕屈肌腱尺侧定穴。

【用法】直刺 0.5 ～ 1.0 寸；可灸。

【主治】心痛、心悸、心烦、胸痛、呕血、咯血。

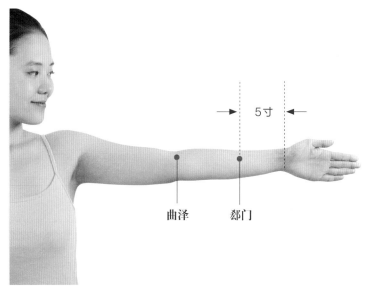

5寸

曲泽　　　郄门

间使 Jiānshǐ 手厥阴经经穴

【定位】在前臂前侧，腕掌侧远端横纹上3寸，掌长肌腱与桡侧腕屈肌腱之间。

【快速取穴】握拳，微屈肘，在显露的两肌腱之间，大陵直上3寸处。若摸不到掌长肌腱，则以桡侧腕屈肌腱尺侧定穴。

【用法】直刺0.5～1.0寸；可灸。

【主治】心痛、心悸、心烦、胃痛、呕吐、癫痫、失音、热病、疟疾。

间使主治脾寒证，
九种心疼疟渴生。
兼治瘰疬生项下，
左右针灸自然平。

内关 Nèiguān 手厥阴经络穴

【定位】在前臂前侧，腕掌侧远端横纹上2寸，掌长肌腱与桡侧腕屈肌腱之间。

【快速取穴】握拳，微屈肘，在显露的两肌腱之间，大陵直上2寸处。若摸不到掌长肌腱，则以桡侧腕屈肌腱尺侧定穴。

【用法】直刺0.5～1.0寸，透刺外关；可灸。

【主治】心悸、心痛、胸闷、呃逆、呕吐、胃痛、癫痫、上肢痹痛。

内关主刺气块攻，
兼灸心胸胁疼痛。
劳热疟疾审补泻，
金针抽动立时宁。

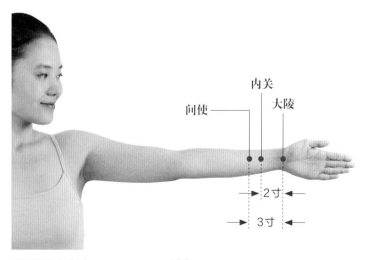

内关

大陵

间使

2寸

3寸

大陵 Dàlíng 手厥阴经输穴、原穴

【定位】在腕前侧，腕掌侧远端横纹的中点处，当掌长肌腱与桡侧腕屈肌腱之间。

【快速取穴】向前伸臂仰掌，掌根第1腕横纹正中，掌长肌腱与桡侧腕屈肌腱之间。

【用法】直刺0.3 ~ 0.5寸；可灸。

【主治】心痛、心悸、胸胁痛、胃痛、呕吐、癫痫、上肢痹痛。

大陵一穴何专主？
呕血疟疾有奇功。

劳宫 Láogōng 手厥阴经荥穴

【定位】在手掌，当第2、第3掌骨之间偏于第3掌骨，横平第3掌指关节近端。

【快速取穴】轻握拳，中指指尖所指之处，在第2、第3掌骨之间的第3掌骨桡侧缘。

【用法】直刺0.3 ~ 0.5寸；可灸。

【主治】发热、口舌生疮、口臭、呕吐、呕血、心痛、心烦、癫痫。

痰火胸疼刺劳宫，
小儿口疮针自轻。
兼刺鹅掌风证候，
先补后泻效分明。

中冲 Zhōngchōng 手厥阴经井穴

【定位】在手中指末端最高点。

【快速取穴】平展手掌，在中指的末节尖端中央。

【用法】直刺0.1寸，或点刺出血；可灸。

【主治】中风、中暑、休克、昏迷、心痛、心烦、热病、小儿惊风。

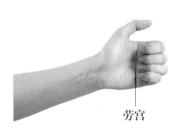

劳宫

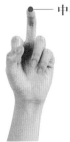

中冲

手少阳三焦经

循行

起始于无名指末端，上行小指与无名指之间，沿着手背至腕部，出于前臂伸侧尺骨、桡骨之间，向上穿过肘尖，沿上臂外侧，向上通过肩部，交出足少阳经的后面，进入缺盆，分布于膻中，散络心包，通过膈肌，遍属于上、中、下三焦。

其支脉，从膻中向上出缺盆，上行项部，系耳后，直上出耳上方，弯下行于面颊，至目下。

其支脉，从耳后进入耳中，出走耳前，经过上关前，交面颊，至外眼角。

主治病症

头痛、目赤痛、牙痛、口眼㖞斜、耳鸣耳聋、咽喉肿痛等五官病症；失眠、昏厥等神志病；颈肩背痛、糖尿病等。

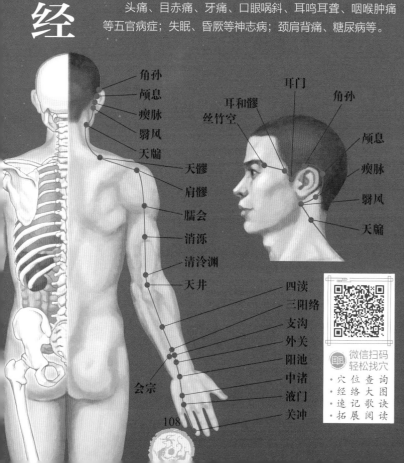

角孙
颅息
瘈脉
翳风
天牖
天髎
肩髎
臑会
消泺
清泠渊
天井
会宗

耳门
角孙
耳和髎
丝竹空
颅息
瘈脉
翳风
天牖

四渎
三阳络
支沟
外关
阳池
中渚
液门
关冲

微信扫码
轻松找穴

· 穴位查询
· 经络大图
· 速记歌诀
· 拓展阅读

108

速记歌诀

循行歌

手经少阳三焦脉，起自小指次指端，
两指歧骨手腕表，上出臂外两骨间，
肘后臑外循肩上，少阳之后交别传，
下入缺盆膻中布，散络心包膈里穿。
支者膻中缺盆上，上项耳后耳角旋，
屈下至颐仍注颊；一支入耳出耳前，
却从上关交曲颊，至目锐眦乃尽焉。

主治病症速记歌

此经少血还多气，是动耳鸣喉肿痹；
所生病者汗自出，耳后痛兼目锐眦，
肩臑肘臂外皆疼，小指次指亦如废。

手少阳三焦经腧穴速记歌

手少三焦所从经，二十二穴起关冲，
液门中渚阳池历，外关支沟会宗逢，
三阳络入四渎内，注于天井清泠中，
消泺臑会肩髎穴，天髎天牖经翳风，
瘈脉颅息角耳门，和髎上行丝竹空。

手少阳三焦经腧穴分寸歌

无名外侧端关冲，
液门小次指陷中，
中渚液门上一寸，
阳池腕前表陷中，
外关腕后二寸陷，
关上一寸支沟名，
外关一寸会宗平，
斜上一寸三阳络，
肘前五寸四渎称，
天井肘外大骨后，
肘上一寸骨罅中。
井上一寸清泠渊，
消泺臂肘分肉端，
臑会肩端前三寸，
肩髎臑上陷中看，
天髎肩井后一寸，
天牖耳下一寸间，
翳风耳后尖角陷，
瘈脉耳后青脉看，
颅息青络脉之上，
角孙耳上发下间，
耳门耳前缺处陷，
和髎横动脉耳前，
欲觅丝竹空何在，
眉后陷中仔细观。

109

关冲 Guānchōng 手少阳经井穴

【定位】 在手环指末节尺侧，距指甲根角侧上方 0.1 寸（指寸）。

【快速取穴】 俯掌，沿环指指甲尺侧缘与指甲基底各作一直线，两线相交处即是。

【用法】 浅刺 0.1 寸，或点刺出血；可灸。

【主治】 热病、头痛、咽喉肿痛、耳鸣、耳聋、目翳。

液门 Yèmén 手少阳经荥穴

【定位】 在手背，当第 4、第 5 指间，指蹼缘上方赤白肉际处。

【快速取穴】 微握拳，掌心向下，第 4、第 5 指间缝纹端，赤白肉际。

【用法】 直刺 0.3 ~ 0.5 寸；可灸。

【主治】 头痛、耳聋、耳鸣、咽喉肿痛、热病、疟疾、手臂痛。

> 液门主治喉龈肿，
> 手臂红肿出血灵，
> 又治耳聋难得睡，
> 刺入三分补自宁。

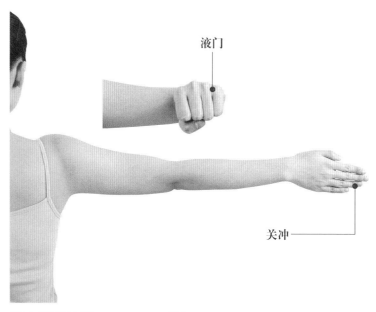

液门

关冲

中渚 Zhōngzhǔ 手少阳经输穴

【定位】在手背，第4、第5掌骨间，第4掌指关节近端凹陷处。

【快速取穴】俯掌，液门穴直上1寸，第4、第5掌指关节之间(在关节稍后方)的凹陷中。

【用法】直刺0.3～0.5寸；可灸。

【主治】头痛、目痛、耳鸣、耳聋、咽喉肿痛、发热、肩背、肘臂痛、手指不能屈伸。

中渚主治肢木麻，
战振蜷挛力不加，
肘臂连肩红肿痛，
手背痈毒治不发。

阳池 Yángchí 手少阳经原穴

【定位】在腕后侧，腕背侧远端横纹上，当指伸肌腱的尺侧缘凹陷处。

【快速取穴】俯掌，第4、第5掌骨中缝直上与腕背侧远端横纹相交的凹陷中。

【用法】直刺0.3～0.5寸；可灸。

【主治】腕痛、肩臂痛、疟疾、消渴。

阳池主治消渴病，
口干烦闷疟热寒，
兼治折伤手腕痛，
持物不得举臂难。

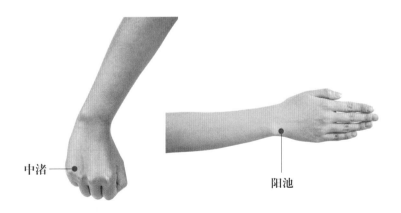

中渚

阳池

外关 Wàiguān 手少阳经络穴

【定位】在前臂后侧，腕背侧远端横纹上2寸，尺骨与桡骨间隙中点。

【快速取穴】向前伸臂俯掌，腕背侧远端横纹中点直上2寸，尺、桡骨之间，与内关相对。

【用法】直刺0.5～1.0寸；可灸。

【主治】耳聋、耳鸣、上肢疼痛麻木、胸胁痛。

外关主治脏腑热，
肘臂胁肋五指疼，
瘰疬结核连胸颈，
吐衄不止血妄行。

支沟 Zhīgōu 手少阳经经穴

【定位】在前臂后侧，腕背侧远端横纹上3寸，尺骨与桡骨间隙中点。

【快速取穴】向前伸臂俯掌，腕背侧远端横纹中点直上3寸，尺、桡骨之间，与间使相对。

【用法】直刺0.5～1.0寸；可灸。

【主治】发热、耳鸣、耳聋、声嘶、失音、便秘、胁肋痛。

支沟中恶卒心痛，
大便不通胁肋疼，
能泻三焦相火盛，
兼治血脱晕迷生。

会宗 Huìzōng 手少阳经郄穴

【定位】在前臂后侧，当腕背侧远端横纹上3寸，尺骨桡侧缘。

【快速取穴】侧掌位，腕背侧远端横纹上3寸，支沟尺侧约0.5寸处。

【用法】直刺0.5～1.0寸；可灸。

【主治】耳聋、癫痫。

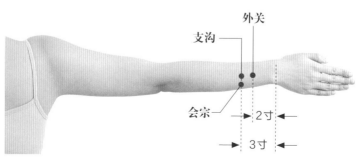

三阳络 Sānyángluò

【定位】在前臂后侧，腕背侧远端横纹上4寸，尺骨与桡骨间隙中点。

【快速取穴】侧掌位，腕背侧远端横纹至肘尖连线的上2/3与下1/3处，尺骨、桡骨之间。

【用法】直刺0.8～1.2寸；可灸。

【主治】耳聋、失音、牙痛、上肢痹痛。

四渎 Sìdú

【定位】在前臂后侧，尺骨鹰嘴尖下5寸，尺骨与桡骨间隙中点。

【快速取穴】侧掌位，腕背侧远端横纹至肘尖连线的中点上1寸，尺骨、桡骨之间。

【用法】直刺0.5～1.0寸，局部有麻胀感，或向前臂外侧放散；可灸。

【主治】前臂疼痛、牙痛、耳聋。

天井 Tiānjǐng 手少阳经合穴

【定位】在肘后侧，当尺骨鹰嘴尖上1寸凹陷处。

【快速取穴】屈肘时，肘尖后上方的凹陷（尺骨鹰嘴窝）中。

【用法】直刺0.5～1.0寸；可灸。

【主治】癫痫、瘰疬、瘿瘤、胸胁痛、肩臂痛。

> 天井主泻瘰疬疹，
> 角孙惟主目翳生。

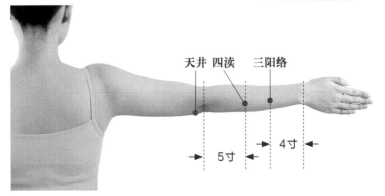

天井　四渎　　三阳络

4寸

5寸

清泠渊 Qīnglíngyuān

【定位】在臂后侧，尺骨鹰嘴尖与肩峰角连线上，当尺骨鹰嘴尖上2寸。

【快速取穴】伸肘，当肘尖直上2寸处。

【用法】直刺0.5～1.0寸；可灸。

【主治】头痛、上肢痹痛。

消泺 Xiāoluò

【定位】在臂后侧，尺骨鹰嘴尖与肩峰角的连线上，当鹰嘴尖直上5寸。

【快速取穴】伸肘，清泠渊与臑会的连线中点处。

【用法】直刺1.0～1.5寸；可灸。

【主治】头痛、项强、肩背疼痛。

臑会 Nàohuì

【定位】在臂后侧，尺骨鹰嘴尖与肩峰角连线上，与三角肌的后缘相交处。

【快速取穴】屈臂外展时，肩峰后下方凹陷处下3寸，三角肌后下缘，当肱骨尺侧缘处。

【用法】直刺1.0～1.5寸；可灸。

【主治】瘿瘤、瘰疬、上肢痹痛。

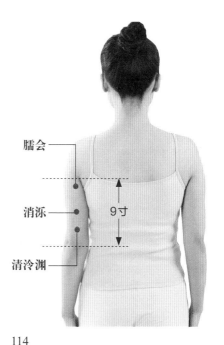

臑会

消泺

9寸

清泠渊

肩髎 Jiānliáo

【定位】在肩带部，肩峰角与肱骨大结节两骨间凹陷中。

【快速取穴】上臂外展平举，在肩峰外侧缘后下方凹陷处，垂肩时，肩髎后约 1 寸处的凹陷中。

【用法】直刺 0.8 ~ 1.2 寸；可灸。

【主治】肩痛、活动受限。

天髎 Tiānliáo

【定位】在肩带部，当肩胛骨上角骨际凹陷中。

【快速取穴】正坐位，肩井与曲垣连线的中点，当肩胛骨上角端凹陷处。

【用法】直刺 0.5 ~ 0.8 寸；可灸。

【主治】肩臂痛、颈项痛。

天牖 Tiānyǒu

【定位】在颈前部，平下颌角，胸锁乳突肌的后缘凹陷中。

【快速取穴】正坐或侧卧位，当乳突的后方直下，胸锁乳突肌的后缘，在天容与天柱之间。

【用法】直刺 0.5 ~ 1.0 寸；可灸。

【主治】头痛、眩晕、颈项痛、视物不清、耳聋、咽喉肿痛、瘰疬。

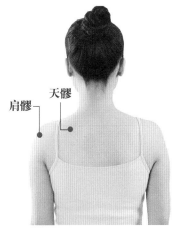

肩髎　天髎

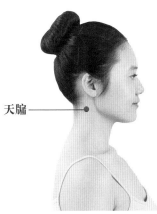

天牖

手少阳三焦经

翳风 Yìfēng

【定位】在颈部，耳垂后方，乳突下端前方凹陷中。

【快速取穴】正坐位或侧卧，耳垂下缘，当乳突与下颌角之间凹陷中。

【用法】直刺 0.5 ~ 1.0 寸；可灸。

【主治】口眼㖞斜、耳聋、耳鸣、颊肿、瘰疬、咽喉肿痛、声音嘶哑。

> 翳风专刺耳聋病，
> 兼刺瘰疬项下生。

瘈脉 Chìmài

【定位】在头部，乳突中央，角孙与翳风沿耳轮弧形连线的上 2/3 与下 1/3 的交点处。

【快速取穴】正坐或侧卧，耳后乳突中央，当角孙至翳风之间，沿耳轮连线的中、下 1/3 的交点处。

【用法】平刺 0.3 ~ 0.5 寸，或点刺出血；可灸。

【主治】小儿惊风。

颅息 Lúxī

【定位】在头部，角孙与翳风沿耳轮弧形连线的上 1/3 与下 2/3 的交点处。

【快速取穴】正坐或侧卧，在头部，当角孙至翳风之间，沿耳轮连线的上、中 1/3 的交点处。

【用法】平刺 0.3 ~ 0.5 寸；可灸。

【主治】耳鸣、小儿惊风。

角孙 Jiǎosūn

【定位】在头部，耳尖正对发际处。

【快速取穴】正坐或侧卧，将耳郭向前方折曲，耳翼尖直上发际处即是。咬合时以手按之，可以感觉到牵动。

【用法】平刺 0.3 ~ 0.5 寸；可灸。

【主治】牙痛、颊肿、目翳。

耳门 Ěrmén

【**定位**】在面部，当耳屏上切迹与下颌骨髁突之间凹陷处。

【**快速取穴**】正坐或侧卧，张口，耳屏上切迹前的凹陷中，听宫直上。

【**用法**】微张口，直刺 0.5 ~ 1.0 寸；可灸。

【**主治**】耳聋、耳鸣、牙痛、颊肿、颈肿。

> 耳门耳聋聤耳病，
> 丝竹空穴治头风。

耳和髎 Ěrhéliáo

【**定位**】在头部，当鬓发后缘，平耳郭根之前方，颞浅动脉的后缘。

【**快速取穴**】正坐或侧卧，在耳屏前上方，平耳郭根前方的动脉搏动处。

【**用法**】斜刺或平刺 0.3 ~ 0.5 寸；可灸。避开动脉。

【**主治**】头痛、耳鸣、牙关紧闭。

丝竹空 Sīzhúkōng

【**定位**】在头部，当眉梢凹陷处。

【**快速取穴**】正坐或侧卧，瞳子髎直上，眉梢外侧凹陷中即是。

【**用法**】平刺 0.5 ~ 1.0 寸；禁灸。

【**主治**】头痛、眩晕、目赤肿痛、眼睑𥆨动、癫痫。

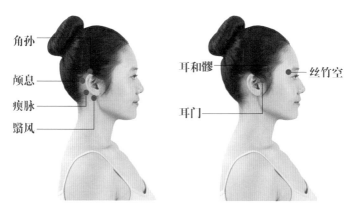

手少阳三焦经

足少阳胆经

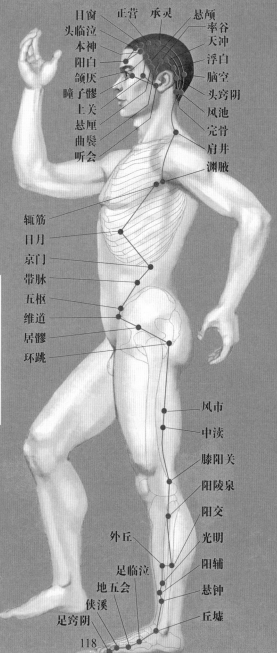

正营　承灵
日窗　　　　悬颅
头临泣　　　　率谷
本神　　　　天冲
阳白　　　　浮白
颔厌　　　　脑空
瞳子髎　　　　头窍阴
上关　　　　风池
悬厘　　　　完骨
曲鬓　　　　肩井
听会　　　　渊腋

辄筋
日月
京门
带脉
五枢
维道
居髎
环跳

风市
中渎
膝阳关
阳陵泉
阳交
外丘　　　　光明
足临泣　　　　阳辅
地五会　　　　悬钟
侠溪　　　　丘墟
足窍阴

微信扫码
轻松找穴

· 穴位查询
· 经络大图
· 速记歌诀
· 拓展阅读

118

循行

从外眼角开始，上行到额角，下耳后，沿颈侧部，行于手少阳三焦经之前，至肩上，交出手少阳三焦经之后，进入缺盆。

其支脉，从耳后进入耳中，走出耳前，至外眼角后。

其支脉，从外眼角分出，下向大迎，会合手少阳三焦经至眼下；经过颊车部下行颈部，会合于缺盆。由此下向胸中，通过膈肌，络于肝，属于胆，沿胁里，出于气街（腹股沟动脉处），绕阴毛边，横向进入髋关节部。

其主干，从缺盆下到腋部，沿侧胸，过季胁，向下会合于髋关节部。由此向下，沿大腿外侧，出膝外侧，下向腓骨小头前，直下到腓骨下端，下出外踝之前，沿足背进入第4、5趾之间。

其支脉，从足背分出，进入第1、2跖骨之间，沿此歧骨内，出大趾端，回转通过爪甲，出于趾背丛毛。

主治病症

头痛、眩晕、口眼㖞斜、耳鸣耳聋、齿痛等头面五官病症；月经不调、带下等妇科病；多梦、癫痫等神志病；经脉循行所过处其他不适，如颈肩背疼痛，下肢痿痹。

速记歌诀

循行歌

足脉少阳胆之经，始从两目锐眦生，
抵头循角下耳后，脑空风池次第行，
手少阳前至肩上，交少阳后上缺盆；
支者耳后贯耳内，出走耳前锐眦循，
一支锐眦大迎下，合手少阳抵项根，
下加颊车缺盆合，入胸贯膈络肝经，
属胆仍从胁里过，下入气街毛际萦，
横入髀厌环跳内；直者缺盆下腋膺，
过季胁下髀厌内，出膝外廉是阳陵，
外辅绝骨踝前过，足跗小趾次趾分；
上支别从大趾去，三毛之际接肝经。

主治病症速记歌

此经多气而少血，
是动口苦善太息，
心胁疼痛难转移，
面尘足热体无泽；
所生头痛连锐眦，
缺盆肿痛并两腋，
马刀夹瘿生两旁，
汗出振寒痎疟疾，
胸胁髀膝至胫骨，
绝骨踝痛及诸节。

足少阳胆经腧穴速记歌

足少阳经瞳子髎，
四十四穴行迢迢，
听会客主颔厌集，
悬颅悬厘曲鬓翘。
率谷天冲浮白次，
窍阴完骨本神至，
阳白临泣开目窗，
正营承灵脑空是。
风池肩井渊液长，
辄筋日月京门乡，
带脉五枢维道续，
居髎环跳市中渎。
阳关阳陵复阳交，
外丘光明阳辅高，
悬钟丘墟足临泣，
地五侠溪窍阴毕。

足少阳胆经腧穴分寸歌

足少阳兮四十四，头上廿穴分三折，
起自瞳子至风池，积数陈之依交第。
外眦五分瞳子髎，耳前陷中寻听会，
上行一寸客主人，内斜曲角上颔厌，
后行颅中厘下穴，曲鬓耳前上发际，
率谷入发寸半安，天冲耳后斜二寸，
浮白下行一寸间，窍阴穴在枕骨下，
完骨耳后入发际，量得四分须用记，
本神神庭旁三寸，入发四分耳上系，
阳白眉上一寸许，入发五分是临泣。
目窗正营及承灵，后行相去一寸五，
灵后四五脑空计，风池耳后发陷中。
肩井肩上陷中取，大骨之前寸半明，
渊液腋下行三寸，辄筋复前一寸行，
日月乳下二肋缝，下行五分是穴名。
脐上五分傍九五，季肋夹脊是京门，
季下寸八寻带脉，带下三寸穴五枢，
维道章下五三定，维下三寸居髎名，
环跳髀枢宛中陷，风市垂手中指终。
膝上五寸中渎穴，膝上二寸阳关寻，
阳陵膝下一寸住，阳交外踝上七寸，
外丘外踝七寸同，此系斜属三阳分，
踝上五寸定光明，踝上四寸阳辅穴，
踝上三寸是悬钟，丘墟踝前陷中取，
丘下三寸临泣存，临下五分地五会，
会下一寸侠溪轮，欲觅窍阴穴何在？
　　　小趾次趾外侧寻。

瞳子髎 Tóngzǐliáo

【定位】在头部，目外眦外侧 0.5 寸凹陷中。

【快速取穴】目外眦旁 0.5 寸，眶外缘凹陷中。

【用法】向外后方斜刺或平刺 0.3 ~ 0.5 寸；禁灸。

【主治】头痛、目赤肿痛、目翳、青盲、白内障、流泪。

听会 Tīnghuì

【定位】在头部，当耳屏间切迹与下颌骨髁突之间凹陷处。

【快速取穴】正坐仰靠或侧卧，耳屏间切迹前方，听宫直下，张口时呈凹陷处。

【用法】张口，直刺 0.5 ~ 0.8 寸；可灸。

【主治】耳聋、耳鸣、牙痛、面瘫、下颌关节脱位。

听会主治耳聋鸣，
兼刺迎香功最灵。
中风瘈疭㖞斜病，
牙车脱臼齿根疼。

上关 Shàngguān

【定位】在头部，当颧弓上缘中央凹陷处。

【快速取穴】正坐或侧卧，在耳前，颧弓上缘凹陷处，下关正上方。

【用法】直刺 0.5 ~ 0.8 寸；可灸。

【主治】耳鸣、耳聋、聤耳、口眼㖞斜、牙痛、张口困难。

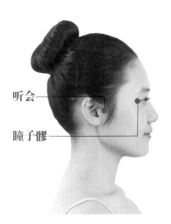

听会

瞳子髎

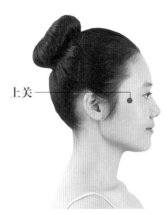

上关

颔厌 Hànyàn

【定位】在头部，当头维与曲鬓弧形连线（其弧度与鬓发弧度相应）的上 1/4 与下 3/4 交点处。

【快速取穴】正坐侧伏或侧卧，从头维沿鬓角至曲鬓作一弧线，于弧线之中点定悬颅，在头维与悬颅之间定颔厌，在悬颅与曲鬓之间定悬厘。

【用法】向后平刺 0.5 ~ 0.8 寸；可灸。

【主治】偏头痛、目外眦痛、耳鸣、眩晕。

悬颅 Xuánlú

【定位】在头部，当头维与曲鬓弧形连线（其弧度与鬓发弧度相应）的中点。

【快速取穴】正坐侧伏或侧卧，从头维沿鬓角至曲鬓作一弧线，弧线之中点即是。

【用法】向后平刺 0.5 ~ 0.8 寸；可灸。

【主治】偏头痛、目外眦痛、牙痛。

悬厘 Xuánlí

【定位】在头部，当头维与曲鬓弧形连线（其弧度与鬓发弧度相应）的上 3/4 与下 1/4 交点处。

【快速取穴】正坐侧伏或侧卧，在鬓角之上际，悬颅与曲鬓之中点。

【用法】向后平刺 0.5 ~ 0.8 寸；可灸。

【主治】偏头痛、目外眦痛。

曲鬓 Qūbìn

【定位】在头部，耳前鬓角发际后缘与耳尖水平线的交点处。

【快速取穴】正坐侧伏或侧卧，在耳前鬓角发际后缘的垂线，约当角孙前 1 横指处。

【用法】向后平刺 0.5 ~ 0.8 寸；可灸。

【主治】头痛、牙齿痛、面颊肿、张口困难。

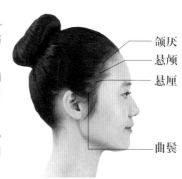

颔厌

悬颅

悬厘

曲鬓

率谷 Shuàigǔ

【定位】在头部，耳尖直上入发际 1.5 寸处。

【快速取穴】正坐侧伏或侧卧，角孙直上入发际 1.5 寸处，咀嚼时，以手按之有肌肉鼓动。

【用法】平刺 0.5 ~ 1.0 寸；可灸。

【主治】偏头痛、眩晕、呕吐、小儿惊风。

天冲 Tiānchōng

【定位】在头部，当耳根后缘直上入发际 2 寸处。

【快速取穴】正坐侧伏或侧卧，在耳根后上方入发际 2 寸，率谷后约 0.5 寸处。

【用法】平刺 0.5 ~ 1.0 寸；可灸。

【主治】头痛、牙龈肿痛、癫狂。

浮白 Fúbái

【定位】在头部，当耳后乳突的后上方，天冲与完骨的弧形连线（其弧度与耳郭弧度相应）的上 1/3 与下 2/3 交点处。

【快速取穴】正坐俯伏或侧卧，在头侧耳尖后方，入发际 1 寸。

【用法】平刺 0.5 ~ 0.8 寸；可灸。

【主治】牙痛、头痛、目痛。

头窍阴 Tóuqiàoyīn

【定位】在头部，当耳后乳突的后上方，天冲与完骨的弧形连线（其弧度与耳郭弧度相应）的上 2/3 与下 1/3 交点处。

【快速取穴】正坐俯伏或侧卧，在耳后乳突的后上方，当浮白与完骨弧形连线的中点。

【用法】平刺 0.5 ~ 0.8 寸；可灸。

【主治】头痛、颈项强痛。

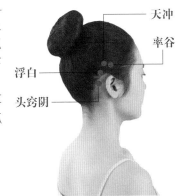

天冲
率谷
浮白
头窍阴

足少阳胆经

完骨 Wángǔ

【定位】在颈部，当耳后乳突的后下方凹陷处。

【快速取穴】正坐俯伏或侧卧，取法同定位。

【用法】直刺 0.5 ~ 0.8 寸；可灸。

【主治】头痛、口眼㖞斜、喉痹、颊肿、牙痛、颈项强直、癫痫。

本神 Běnshén

【定位】在头部，前发际上 0.5 寸，头正中线旁开 3 寸。

【快速取穴】正坐仰靠，神庭与头维连线（其弧度与前发际弧度相应）的内 2/3 与外 1/3 交点处，入发际 0.5 寸。

【用法】平刺 0.5 ~ 0.8 寸；可灸。

【主治】头痛、目眩、颈项强痛、癫痫、小儿惊风。

阳白 Yángbái

【定位】在头部，当瞳孔直上，眉上 1 寸。

【快速取穴】正坐仰靠，直视前方，瞳孔直上，过眉 1 寸。

【用法】平刺 0.3 ~ 0.5 寸；可灸。

【主治】头痛、眼病。

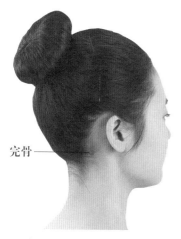

完骨

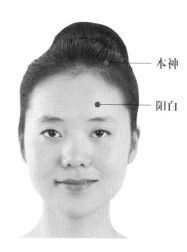

本神

阳白

头临泣 Tóulínqì

【定位】在头部，前发际上 0.5 寸，瞳孔直上。

【快速取穴】正坐仰靠，直视前方，瞳孔直上，神庭与头维连线的中点处。

【用法】平刺 0.3 ~ 0.5 寸；可灸。

【主治】头痛、眩晕、目痛、流泪、目翳、鼻塞、鼻渊、小儿惊风。

> 临泣主治鼻不通，
> 眵瞙冷泪云翳生。
> 惊痫反视卒暴厥，
> 日晡发疟胁下疼。

目窗 Mùchuāng

【定位】在头部，当前发际上 1.5 寸，瞳孔直上。

【快速取穴】正坐或仰卧，在头临泣直上 1 寸。

【用法】平刺 0.3 ~ 0.5 寸；可灸。

【主治】头痛、眩晕、目赤肿痛、近视。

正营 Zhèngyíng

【定位】在头部，当前发际上 2.5 寸，瞳孔直上。

【快速取穴】正坐或仰卧，头临泣与风池连线上，在目窗后 1 寸处。

【用法】平刺 0.3 ~ 0.5 寸；可灸。

【主治】偏头痛、头晕、目眩、牙痛。

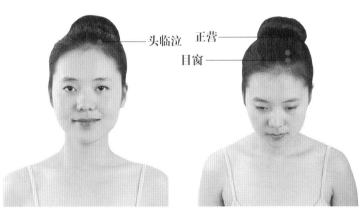

足少阳胆经

承灵 Chénglíng

【定位】在头部，当前发际上4寸，瞳孔直上。

【快速取穴】正坐或仰卧，头临泣与风池的连线上，正营后1.5寸处。

【用法】平刺0.3～0.5寸；可灸。

【主治】头痛、鼻塞、鼻出血。

脑空 Nǎokōng

【定位】在头部，横平枕外隆凸的上缘，风池直上。

【快速取穴】正坐或俯卧，风池直上，与脑户相平处。

【用法】平刺0.3～0.5寸；可灸。

【主治】头痛、目眩、目赤肿痛、颈项强痛、鼻出血、耳聋、热病、癫痫。

风池 Fēngchí

【定位】在项部，当枕骨之下，胸锁乳突肌上端与斜方肌上端之间的凹陷处。

【快速取穴】正坐或俯卧，项后枕骨下两侧凹陷处，当斜方肌上部与胸锁乳突肌上端之间，与风府相平。

【用法】针尖微下，向鼻尖方向斜刺0.8～1.2寸，或平刺透风府穴；可灸。

【主治】发热、头痛、鼻塞、颈项强痛、鼻出血、耳鸣、耳聋、目赤肿痛、视物不清、眩晕、中风、癫痫。

率谷酒伤吐痰眩，
风池主治肺中寒，
兼治偏正头疼痛，
颊车落颊风自瘥。

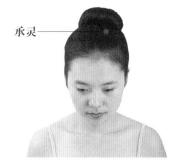

承灵

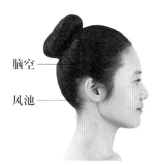

脑空

风池

肩井 Jiānjǐng

【定位】在颈后部，第7颈椎棘突与肩峰最外侧点连线的中点。

【快速取穴】正坐，大椎与肩峰最外侧连线的中点，向下直对乳头。

【用法】直刺0.3～0.5寸，孕妇禁针；可灸。

【主治】肩背痛、颈椎病、乳汁不足、乳痈、滞产、偏瘫、瘰疬。

肩井一穴治仆伤，
肘臂不举浅刺良。
肩髃主治瘫痪疾，
手挛肩肿效非常。

渊腋 Yuānyè

【定位】在侧胸部，当腋中线上，第4肋间隙中。

【快速取穴】举臂，腋中线上，腋下3寸，第4肋间隙中。

【用法】沿肋骨间隙向外平刺0.5～0.8寸，局部有酸胀感；可灸。

【主治】胸腹胀痛、上肢痹痛、腋下肿。

辄筋 Zhéjīn

【定位】在侧胸部，当腋中线前1寸，第4肋间隙中。

【快速取穴】仰卧或侧卧位，在渊腋前1寸，当第4肋间隙中，平乳头。

【用法】平刺0.3～0.5寸；可灸。

【主治】胸肋胀满、气喘、不能平卧。

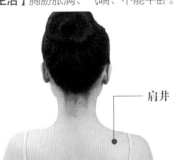

肩井

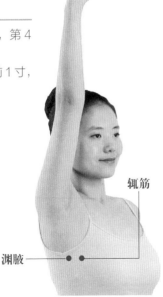

辄筋

渊腋

足少阳胆经

日月 Rìyuè 胆之募穴

【定位】在前胸部，第7肋间隙，前正中线旁开4寸。

【快速取穴】仰卧位，在乳头下方，当第7肋间隙。
女性在锁骨中线与第7肋间隙交点处。

【用法】斜刺或平刺0.5～0.8寸；可灸。

【主治】吞酸、呃逆、多唾、黄疸、肋肋疼痛。

呕吐吞酸灸日月，
大赫专治病遗精。

京门 Jīngmén 肾之募穴

【定位】在侧腹部，当第12肋骨游离端的下方。

【快速取穴】侧卧举臂，从腋后线的肋弓软骨缘下方触及第12肋骨游
离端，在下方取穴。

【用法】斜刺0.5～1.0寸；可灸。

【主治】腹泻、肠鸣、腹胀、水肿、小便不利、腰痛。

带脉 Dàimài

【定位】在侧腹部，当第11肋骨游离端垂线与
脐水平线的交点上。

【快速取穴】侧卧举臂，屈上足伸下足，先确
认第12肋游离端，再沿肋弓缘向前触摸到的
浮肋即第11肋骨游离端，直下与脐水平线交
点处，章门直下。

带脉主灸一切疝，
偏坠木肾尽成功。
兼灸妇人浊带下，
丹田温暖自然停。

【用法】斜刺0.8～1.0寸；可灸。

【主治】月经不调、赤白带下、小腹痛、腰痛、腰酸无力、疝气。

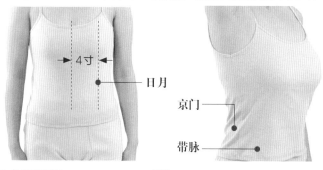

4寸 ——日月

京门 ——

带脉 ——

五枢 Wǔshū

【定位】在下腹部，当髂前上棘的内侧，横平脐下3寸处。

【快速取穴】侧卧或仰卧位，在带脉下3寸处，横平关元。

【用法】直刺1.0～1.5寸；可灸。

【主治】疝气、小腹痛、赤白带下、月经不调。

维道 Wéidào

【定位】在下腹部，当髂前上棘内下0.5寸处。

【快速取穴】侧卧位，五枢前下0.5寸处。

【用法】直刺1.0～1.5寸；可灸。

【主治】腰腿痛、呕吐、不思饮食、水肿。

居髎 Jūliáo

【定位】在臀部，当髂前上棘与股骨大转子最凸点连线的中点处。

【快速取穴】侧卧，维道后下方3寸，髂前上棘与股骨大转子最高点之间连线的中点凹陷处。

【用法】直刺或斜刺1.5～2.0寸；可灸。

【主治】腰腿痛、腰痛引小腹、疝气。

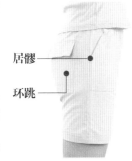

居髎

环跳

环跳 Huántiào

【定位】在臀部，当股骨大转子最凸点与骶管裂孔连线的外1/3与内2/3交点处。

【快速取穴】侧卧屈髋屈膝，于股骨大转子后方凹陷处，约当股骨大转子与骶管裂孔之连线的外1/3与内2/3交点处取穴。

【用法】直刺2.0～3.0寸；可灸。

【主治】腰腿痛、坐骨神经痛、下肢痿痹、半身不遂。

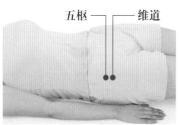

五枢   维道

风市 Fēngshì

【定位】在股外侧,腘横纹上 9 寸,髂胫束后缘。

【快速取穴】直立，两手自然下垂，掌心贴于大腿时，中指指尖所指处。

【用法】直刺 1.0 ~ 1.5 寸；可灸。

【主治】半身不遂、腰腿痛、下肢瘫痪、皮肤瘙痒。

风市主治腿中风，
两膝无力脚气冲，
兼治浑身麻瘙痒，
艾火烧针皆就功。

中渎 Zhōngdú

【定位】在股外侧，腘横纹上 7 寸，髂胫束后缘。

【快速取穴】侧卧位，在大腿外侧，风市下 2 寸，当股外侧肌与股二头肌之间。

【用法】直刺 1.0 ~ 1.5 寸；可灸。

【主治】下肢痿痹、半身不遂。

膝阳关 Xīyángguān

【定位】在膝外侧，股骨外上髁后上缘，股二头肌腱与髂胫束之间的凹陷处。

【快速取穴】屈膝，股骨外上髁上方，髂胫束与股二头肌腱之间的凹陷处。

【用法】直刺 0.8 ~ 1.0 寸；可灸。

【主治】膝关节肿痛、小腿痉挛、麻木。

阳陵泉 Yánglíngquán 足少阳经合穴，胆下合穴，八会穴之筋会

【定位】在小腿臀，当腓骨头前下方凹陷处。

【快速取穴】正坐屈膝垂足，在腓骨头前下方凹陷中。

【用法】直刺 1.0 ~ 1.5 寸；可灸。

【主治】膝关节肿痛、下肢瘫痪、胁肋痛、口苦、呕吐、吞酸。

阳陵泉治痹偏风，
兼治霍乱转筋疼。

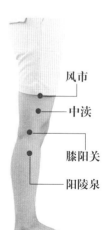

风市

中渎

膝阳关

阳陵泉

阳交 Yángjiāo 阳维脉郄穴

【定位】在小腿外侧，当外踝尖上 7 寸，腓骨后缘。

【快速取穴】正坐或侧卧，小腿外侧，外踝尖至腘横纹外侧端连线中点下 1 寸，腓骨后缘。

【用法】直刺 1.0 ~ 1.5 寸；可灸。

【主治】咽喉肿痛、胸胁胀满、下肢痿痹、腓肠肌痉挛。

外丘 Wàiqiū 足少阳经郄穴

【定位】在小腿外侧，当外踝尖上 7 寸，腓骨前缘。

【快速取穴】正坐或侧卧，外踝尖至腘横纹连线中点下 1 寸，腓骨前缘。

【用法】直刺 1.0 ~ 1.5 寸；可灸。

【主治】胸胁胀痛、下肢痿痹、癫痫。

光明 Guāngmíng 足少阳经络穴

【定位】在小腿外侧，当外踝尖上 5 寸，腓骨前缘。

【快速取穴】正坐或侧卧，小腿外侧，外踝尖上 5 寸，腓骨前缘。

【用法】直刺 1.0 ~ 1.5 寸；可灸。

【主治】夜盲、目痛、近视、目翳、下肢痿痹。

阳辅 Yángfǔ 足少阳经经穴

【定位】在小腿外侧，当外踝尖上 4 寸，腓骨前缘。

【快速取穴】侧卧或仰卧，腘横纹至外踝尖连线的上 3/4 与下 1/4 交点，光明直下 1 寸稍前方。

【用法】直刺 1.0 ~ 1.5 寸；可灸。

【主治】咽喉肿痛、胸胁胀满、腰痛、下肢痿痹、麻木。

阳辅主治膝酸痛，
腰间溶溶似水浸，
肤肿筋挛诸痿痹，
偏风不遂灸功深。

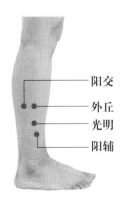

— 阳交
— 外丘
— 光明
— 阳辅

足少阳胆经

悬钟 Xuánzhōng 八会穴之髓会

【定位】在小腿外侧，当外踝尖上3寸，腓骨前缘。

【快速取穴】正坐或侧卧，取法同定位。

【用法】直刺0.5～0.8寸；可灸。

【主治】腹满、偏瘫、足胫挛痛、食欲缺乏。

悬钟主治胃热病，
腹胀胁痛脚气疼，
兼治脚胫湿痹痒，
足指疼痛针可停。

丘墟 Qiūxū 足少阳经原穴

【定位】在足外踝的前下方，当趾长伸肌腱的外侧凹陷处。

【快速取穴】仰卧或垂足，在足外踝的前下缘，第2~5趾向上伸展时显露的肌腱外侧凹陷中。

【用法】直刺0.5～0.8寸；可灸。

【主治】目视不明、白内障、胸胁胀满、颈肿、腋下肿、疟疾、小腿痛、踝扭伤。

丘墟主治胸胁痛，
牵引腰腿髀枢中，
小腹外肾脚腕痛，
转筋足胫不能行。

足临泣 Zúlínqì 足少阳经输穴

【定位】在足背，第4、第5跖骨底结合部的前方，第5趾长伸肌腱外侧凹陷中。

【快速取穴】正坐垂足，当足4趾本节（第4跖趾关节）的后方，第5趾长伸肌腱的外侧凹陷处。

【用法】直刺0.3～0.5寸；可灸。

【主治】偏头痛、眩晕、胁痛、膝痛、乳痈、疟疾、月经不调。

颈漏腹下马刀疮，
连及胸胁乳痈疡，
妇人月经不利病，
下临泣穴主治良。

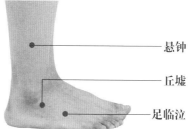

————悬钟

————丘墟

————足临泣

地五会 Dìwǔhuì

【定位】在足背，第4、第5跖骨之间，第4跖趾关节近端凹陷处。

【快速取穴】仰卧或垂足，足4跖本节（第4跖趾关节）的后方，小趾伸肌腱的内侧缘。

【用法】直刺0.3～0.5寸；可灸。

【主治】目赤肿痛、腋下肿、足背肿痛、乳痛、咯血。

侠溪 Xiáxī 足少阳经荥穴

【定位】在足背，当第4、第5趾间，趾蹼缘后方赤白肉际处。

【快速取穴】仰卧或垂足，于第4、第5趾缝间，趾蹼缘后方赤白肉际处取穴。

【用法】直刺0.3～0.5寸；可灸。

【主治】发热、头痛、眩晕、颊肿、耳鸣、耳聋、目外眦痛、胁肋痛、膝股痛、足痛、乳痈。

> 侠溪主治胸胁满，
> 伤寒热病汗难出，
> 兼治目赤耳聋痛，
> 颔肿口噤疾堪除。

足窍阴 Zúqiàoyīn 足少阳经井穴

【定位】在足4趾末节外侧，距趾甲根角侧后方0.1寸（指寸）。

【快速取穴】正坐垂足，第4趾爪甲外侧缘作垂线与基底水平线的交点处。

【用法】浅刺0.1～0.2寸，或点刺出血；可灸。

【主治】头痛、目赤肿痛、耳聋、耳鸣、胁肋痛。

> 窍阴主治胁肋痛，
> 咳不得息热躁烦，
> 痈疽头痛耳聋病，
> 喉痹舌强不能言。

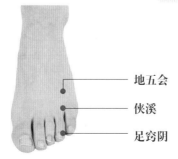

———— 地五会

———— 侠溪

———— 足窍阴

足少阳胆经 ————

足厥阴肝经

期门
章门

急脉
阴廉
足五里

阴包
曲泉
膝关
中都
蠡沟
中封
太冲
行间
大敦

134

循行

从大趾爪甲后毫毛部开始，向上沿着足背，至距内踝1寸处，上行至内踝上8寸处，交出足太阴脾经之后，上腘内侧，沿着大腿内侧，进入阴毛中，环绕阴部，至小腹，夹胃旁边，属于肝，络于胆；向上通过膈肌，分布胁肋部，沿喉咙之后，上入颃颡（鼻咽部），连接目系，上出于额部，与督脉交会于头顶。

其支脉，从目系下面颊中，环绕唇内。

其支脉，复从肝分出，通过膈肌，上注于肺中。

主治病症

月经不调、带下、遗精、遗尿、小便不利等泌尿生殖系疾病；癫痫、失眠等神志病；经脉所过处其他不适，如胁痛。

速记歌诀

循行歌

厥阴足脉肝所终，
大趾之端毛际丛，
足跗上廉太冲分，
踝前一寸入中封，
上踝交出太阴后，
循腘内廉阴股冲，
环绕阴器抵小腹，
夹胃属肝络胆逢，
上贯膈里布胁肋，
夹喉颃颡目系同，
脉上巅会督脉出。
支者还生目系中，
下络颊里环唇内，
支者便从膈肺通。

主治病症速记歌

此经血多气少焉，
是动腰疼俯仰难，
男疝女人小腹肿，
面尘脱色及咽干；
所生病者为胸满，
呕吐洞泄小便难，
或时遗溺并狐疝，
临证还须仔细看。

足厥阴肝经
腧穴速记歌

足厥阴经一十四，
大敦行间太冲是，
中封蠡沟伴中都，
膝关曲泉阴包次，
五里阴廉上急脉，
章门才过期门至。

足厥阴肝经
腧穴分寸歌

大敦足大端外侧，
行间两趾缝中间，
太冲本节后二寸，
中封内踝前一寸，
蠡沟踝上五寸是，
中都上行二寸中，
膝关犊鼻下二寸，
曲泉屈膝尽横纹。
阴包膝上行四寸，
气冲三寸下五里，
阴廉气冲下二寸，
急脉毛际旁二五，
厥阴大络系睾丸，
章门脐上二旁六，
期门从章斜行乳，
直乳二肋端缝已。

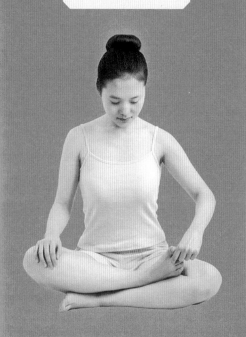

大敦　Dàdūn　足厥阴经井穴

【定位】在足大趾末节外侧，距趾甲根角侧后方 0.1 寸（指寸）。

【快速取穴】伸足，足大趾甲外侧缘与基底部各作一直线，两线交点处即是。

【用法】浅刺 0.1~0.2 寸，或点刺出血；可灸。

【主治】疝气、睾丸肿痛、前阴痛、遗尿、小便不利、小儿惊风、月经不调、子宫脱垂、癫痫、晕厥。

大敦治疝阴囊肿，
兼治脑衄破伤风，
小儿急慢惊风病，
炷如小麦灸之灵。

行间　Xíngjiān　足厥阴经荥穴

【定位】在足背部，当第 1、第 2 趾间，趾蹼缘的后方赤白肉际处。

【快速取穴】正坐垂足，足背第 1、第 2 趾趾缝端凹陷处。

【用法】直刺 0.5 ~ 0.8 寸；可灸。

【主治】目赤肿痛、咽干、咽痛、疝气、胁痛、小便不利、遗尿、月经不调、带下、脚膝肿痛、癫痫。

行间穴治儿惊风，
更刺妇人血蛊症，
浑身肿胀单腹胀，
先补后泻自然平。

太冲　Tàichōng　足厥阴经原穴

【定位】在足背部，当第 1、第 2 跖骨间，跖骨底结合部前方凹陷中，或触及动脉搏动。

【快速取穴】正坐垂足，于足背第 1、第 2 跖骨间向后推移至底部的凹陷处，在踇长伸肌腱外缘。

【用法】直刺 0.5 ~ 1.0 寸；可灸。

【主治】疝气、前阴痛、小便不利、遗尿、月经不调、难产、黄疸、胁痛、腹胀、呕逆、小儿惊风、目赤肿痛、咽干、咽痛、下肢痿痹、足背肿痛。

太冲主治肿胀满，
行动艰辛步履难，
兼治霍乱吐泻证，
手足转筋灸可痊。

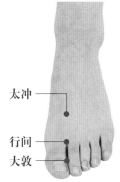

太冲

行间

大敦

137

中封 Zhōngfēng 足厥阴经经穴

【定位】在踝前内侧，当足内踝前，胫骨前肌肌腱的内侧凹陷处。

【快速取穴】足背屈，内踝前下方，商丘与解溪连线上，当胫骨前肌肌腱与踇长伸肌腱之间凹陷处。

【用法】直刺 0.5 ~ 0.8 寸；可灸。

【主治】腰痛、小腹痛、小便不利、遗精、疝气。

中封主治遗精病，
阴缩五淋溲便难，
鼓胀瘕气随年灸，
三里合灸步履艰。

蠡沟 Lígōu 足厥阴经络穴

【定位】在小腿前内侧，当足内踝尖上 5 寸，胫骨内侧面的中央。

【快速取穴】正坐或仰卧，胫骨内侧面中央，在髌尖至内踝尖连线的上 2/3 与下 1/3 的交点处。

【用法】平刺 0.5 ~ 0.8 寸；可灸。

【主治】月经不调、赤白带下、疝气、小便不利、遗尿、睾丸肿痛。

中都 Zhōngdū 足厥阴经郄穴

【定位】在小腿前内侧，当足内踝尖上 7 寸，胫骨内侧面的中央。

【快速取穴】正坐或仰卧，胫骨内侧面的中央，髌尖至内踝尖连线的中点下 0.5 寸。

【用法】平刺 0.5 ~ 0.8 寸；可灸。

【主治】小腹痛、泄泻、疝气、崩漏、产后恶露不下。

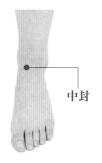

中封

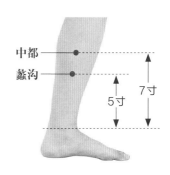

中都

蠡沟

7寸

5寸

膝关 Xīguān

【定位】在小腿内侧，当胫骨内侧髁的下方，阴陵泉后1寸，腓肠肌内侧头的上部。

【快速取穴】屈膝，胫骨内侧髁后下缘，再向后1寸处。

【用法】直刺0.8～1.0寸；可灸。

【主治】咽喉、少腹、膝内侧引痛，膝关节肿痛。

曲泉 Qūquán 足厥阴经合穴

【定位】在膝内侧，腘横纹内侧端，半腱肌肌腱内缘凹陷处。

【快速取穴】屈膝，腘横纹内侧端最明显的肌腱内侧凹陷处。

【用法】直刺0.8～1.0寸；可灸。

【主治】月经不调、带下、阴痒、子宫脱垂、遗精、阳痿、疝气、前阴痛、小腹痛、下肢痿痹、膝关节肿痛。

曲泉癫疝阴股痛，
足膝胫冷久失精，
兼治女子阴挺痒，
少腹冷痛血瘕症。

阴包 Yīnbāo

【定位】在股内侧，当髌底上4寸，股薄肌与缝匠肌之间。

【快速取穴】坐位，大腿稍外展，用力收缩肌肉，显露出明显的缝匠肌，在其后缘，髌底上4寸处。

【用法】直刺1.0～1.5寸；可灸。

【主治】腰骶、小腹引痛、月经不调、遗尿、小便不利。

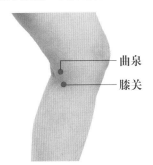

曲泉

膝关

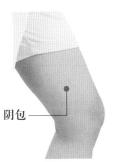

阴包

139

足五里 Zúwǔlǐ

【定位】在股内侧，当气冲直下 3 寸，动脉搏动处。

【快速取穴】仰卧位，耻骨联合上缘中点旁开 2 寸，耻骨联合上缘至股骨内上髁上缘连线的上 1/6 与下 5/6 交点的大腿根部。

【用法】直刺 1.0 ～ 1.5 寸；可灸。

【主治】小腹痛、小便不利、睾丸肿痛、子宫脱垂。

阴廉 Yīnlián

【定位】在股内侧，当气冲直下 2 寸。

【快速取穴】仰卧位，耻骨联合上缘中点旁开 2 寸，耻骨联合上缘至股骨内上髁上缘连线的上 1/9 与下 8/9 交点的大腿根部。

【用法】直刺 1.0 ～ 1.5 寸；可灸。

【主治】月经不调、不孕、小腹痛。

急脉 Jímài

【定位】在腹股沟，横平耻骨联合上缘，前正中线旁开 2.5 寸。

【快速取穴】仰卧位，当气冲外下方，前正中线旁开 2.5 寸，腹股沟股动脉搏动处。

【用法】避开动脉，直刺 0.5 ～ 0.8 寸；可灸。

【主治】疝气、小腹痛、前阴痛。

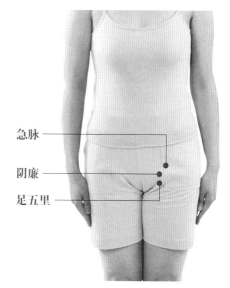

急脉

阴廉

足五里

章门 Zhāngmén 脾之募穴，八会穴之脏会

【定位】在侧腹部，当第 11 肋游离端下方。

【快速取穴】侧卧，在腋中线上，上肢屈肘夹紧时肘尖所指处即是。

【用法】直刺 0.5 ~ 0.8 寸；可灸。

【主治】腹胀、腹痛、肠鸣、呕吐、胁痛、黄疸。

章门主治痞带病，
但灸左边可拔根。
若灸肾积脐下气，
两边齐灸自然平。

期门 Qīmén 肝之募穴

【定位】在前胸部，第 6 肋间隙，前正中线旁开 4 寸。

【快速取穴】第 6 肋间隙，当乳头直下，不容旁开 2 寸处。女性在锁骨中线与第 6 肋间隙交点处。

【用法】斜刺 0.5 ~ 0.8 寸；可灸。

【主治】胁下积聚、气喘、呃逆、胸胁胀痛、呕吐、腹胀、腹泻、乳痈。

期门主治奔豚病，
上气咳逆胸背疼。
兼治伤寒胁硬痛，
热入血室刺有功。

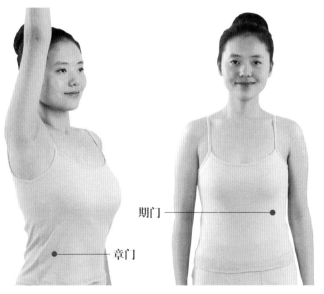

期门

章门

督脉

循行

其主干，起于胞中，下出会阴，经长强，行于后背正中，上至风府，入属于脑，上巅，循额，至鼻柱，经素髎、水沟，会手足阳明，至兑端，入龈交。

其支脉，从小腹直上，穿过肚脐中央，向上通过心脏，入于喉咙，上至下颌部环绕唇口，向上联络两目之下的中央（承泣）。

主治病症

腰脊强痛、头重头痛、神志病；脑转耳鸣、眩晕、目无所见、懈怠、嗜睡。

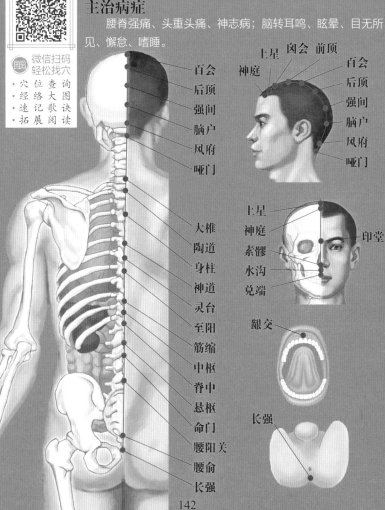

百会
后顶
强间
脑户
风府
哑门

上星　囟会　前顶
神庭
百会
后顶
强间
脑户
风府
哑门

大椎
陶道
身柱
神道
灵台
至阳
筋缩
中枢
脊中
悬枢
命门
腰阳关
腰俞
长强

上星
神庭
素髎
水沟
兑端
印堂

龈交

长强

142

速记歌诀

循行歌

督脉少腹骨中央，女子入系溺孔疆，
男子之络循阴器，绕篡之后别臀方，
至少阴者循腹里，会任直上关元行，
属肾会冲街腹气，入喉上颐环唇当，
上系两目中央下，始合内眦络太阳，
上额交巅入络脑，还出下项肩髆场，
夹脊抵腰中循膂，络肾茎篡等同乡，
此是申明督脉路，总为阳脉之督纲。

督脉腧穴速记歌

督脉行背之中行，二十八穴始长强，
腰俞阳关入命门，悬枢脊中中枢长。
筋缩至阳归灵台，神道身柱陶道开，
大椎哑门连风府，脑户强间后顶排。
百会前顶通囟会，上星神庭素髎对，
水沟兑端在唇上，龈交上齿缝之内。

督脉腧穴分寸歌

尾闾骨端是长强，
二十一椎腰俞当，
十六阳关十四命，
十三悬枢脊中央，
十一椎下寻脊中，
十椎中枢筋缩九，
七椎之下乃至阳，
六灵五身三身柱，
陶道一椎之下乡，
一椎之上大椎穴，
入发五分哑门行，
风府一寸宛中取，
脑户二五枕之方，
再上四寸强间位，
五寸五分后顶强，
七寸百会顶中取，
耳尖前后发中央，
前顶前行八寸半，
前行一尺囟会量，
一尺一寸上星位，
前发五分神庭当，
鼻端准头素髎穴，
水沟鼻下人中藏，
兑端唇尖端上取，
龈交唇内齿缝乡。

长强 Chángqiáng 督脉络穴

【定位】在会阴部，尾骨下方，当尾骨端与肛门连线的中点处。

【快速取穴】跪伏或胸膝位，尾骨下端与肛门之间的凹陷处即是。

【用法】针尖向尾骶骨平行方向斜刺 0.5 ~ 1.0 寸；可灸。

【主治】痔、便血、便秘、泄泻、脱肛、小儿惊风、腰骶痛。

长强惟治诸般痔，
百劳穴灸汗津津。

腰俞 Yāoshù

【定位】在骶部，当后正中线上，适对骶管裂孔。

【快速取穴】俯卧或侧卧，臀裂正上方的小凹陷处，与两骶角下缘平齐（尾骨上方左右的骶角）。

【用法】稍向上斜刺 0.5 ~ 1.0 寸；可灸。

【主治】月经不调、腰背痛、下肢麻木或瘫痪。

腰俞主治腰脊痛，
冷痹强急动作难。
腰下至足不仁冷，
妇人经病溺赤痊。

腰阳关 Yāoyángguān

【定位】在腰部，当后正中线上，第 4 腰椎棘突下凹陷中。

【快速取穴】俯卧或正坐，先按取两边髂嵴，两髂嵴最高点水平连线与后正中线交点处相当于第 4 腰椎棘突，棘突下方凹陷处即是。

【用法】直刺 0.5 ~ 1.0 寸；可灸。

【主治】腰骶痛、遗精、阳痿、月经不调。

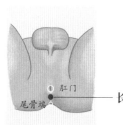

肛门

尾骨端 —— 长强

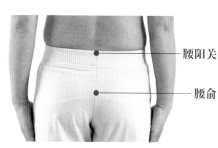

腰阳关

腰俞

命门 Mìngmén

【定位】在腰部，当后正中线上，第 2 腰椎棘突下凹陷中。

【快速取穴】俯卧或正坐，先取腰阳关，自腰阳关向上按取 2 个棘突，第 2 个棘突上方凹陷处即是。

【用法】直刺 0.5 ～ 0.8 寸；可灸。

【主治】遗尿、尿频、阳痿、遗精、月经不调、带下、腰扭伤、小腹痛。

> 命门老虚腰痛症，
> 更治脱肛痔肠风。

悬枢 Xuánshū

【定位】在腰部，当后正中线，第 1 腰椎棘突下凹陷中。

【快速取穴】俯卧位，先取后正中线与髂嵴平齐处，再向上摸 3 个棘突上方的凹陷处即是。

【用法】斜刺 0.5 ～ 1.0 寸；可灸。

【主治】腹痛、泄泻、腰脊强痛。

脊中 Jǐzhōng

【定位】在背部，当后正中线上，第 11 胸椎棘突下凹陷中。

【快速取穴】俯伏或俯卧，先取约与两肩胛骨下角平齐的第 7 胸椎棘突，再向下摸 4 个胸椎棘突下方凹陷中即是。

【用法】斜刺 0.5 ～ 1.0 寸；可灸。

【主治】腹泻、痢疾、黄疸、腰脊痛、癫痫。

中枢 Zhōngshū

【定位】在背部，当后正中线上，第 10 胸椎棘突下凹陷中。

【快速取穴】俯伏或俯卧，先取约与两肩胛骨下角平齐的第 7 胸椎棘突，再向下摸 3 个胸椎棘突下方凹陷中即是。

【用法】斜刺 0.5 ～ 1.0 寸；可灸。

【主治】腰背痛。

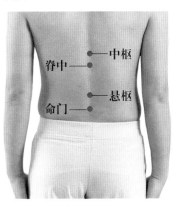

脊中　中枢　悬枢　命门

督脉

筋缩 Jīnsuō

【定位】在背部，当后正中线上，第9胸椎棘突下凹陷中。

【快速取穴】俯伏或俯卧，先取约与两肩胛骨下角平齐的第7胸椎棘突，再向下摸2个胸椎棘突下方凹陷中即是。

【用法】斜刺0.5～1.0寸；可灸。

【主治】小儿惊风、癫痫、抽搐、腰脊强痛。

至阳 Zhìyáng

【定位】在背部，当后正中线上，第7胸椎棘突下凹陷中。

【快速取穴】俯伏或俯卧，当两肩胛骨下角平齐的第7胸椎棘突下凹陷中即是。

【用法】斜刺0.5～1.0寸；可灸。

【主治】黄疸、四肢重痛、腰背痛。

至阳专灸黄疸病，
兼灸痞满喘促声。

灵台 Língtái

【定位】在背部，当后正中线上，第6胸椎棘突下凹陷中。

【快速取穴】俯伏或俯卧，先取约与两肩胛骨下角平齐的第7胸椎棘突，其上方凹陷中即是。

【用法】斜刺0.5～1.0寸；可灸。

【主治】咳嗽、气喘、脊痛、项强。

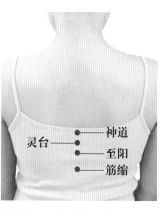

神道————
至阳
灵台————
筋缩

神道 Shéndào

【定位】在背部，当后正中线上，第5胸椎棘突下凹陷中。

【快速取穴】俯伏或俯卧，先取约与两肩胛骨下角平齐的第7胸椎棘突，再向上摸1个胸椎棘突上方凹陷中即是。

神道惟灸背上病，
怯怯短气艾火添。

【用法】斜刺0.5～1.0寸，局部有酸胀感，或向下背或前胸放散；可灸。

【主治】心悸、失眠、健忘、腰脊强痛、小儿惊风。

身柱 Shēnzhù

【定位】在背部，当后正中线上，第3胸椎棘突下凹陷中。

【快速取穴】俯伏或俯卧，于后正中线与两肩胛冈高点连线之交点处，当第3胸椎棘突下凹陷中。

【用法】斜刺0.5～1.0寸，局部有酸胀或沉重感；可灸。

【主治】咳嗽、气喘、腰背痛、惊厥、发热、癫狂。

> 身柱主治羊痫风，
> 咳嗽痰喘腰背疼。

陶道 Táodào

【定位】在背部，当后正中线上，第1胸椎棘突下凹陷中。

【快速取穴】俯伏或俯卧，先取大椎，从大椎向下摸1个棘突，当棘突下凹陷中。

【用法】斜刺0.5～1.0寸；可灸。

【主治】疟疾、发热汗不出、颈项强痛。

大椎 Dàzhuī

【定位】在颈后部，当后正中线上，第7颈椎棘突下凹陷中。

【快速取穴】俯伏或正坐低头，在后正中线上，颈后隆起最高点为第7颈椎棘突，高点下凹陷处即是。

【用法】稍向上斜刺0.5～1.0寸；可灸。

【主治】感冒、咳喘、发热、疟疾、颈项强痛。

哑门 Yǎmén

【定位】在颈后部，当后正中线上，第2颈椎棘突上际凹陷中。

【快速取穴】正坐，头稍前倾，后正中线入发际0.5寸。

【用法】向下颌方向斜刺0.5～1.0寸，针尖切不可向前上方深刺，以免伤及延髓；禁灸。

【主治】头痛、颈项强痛、舌强不语、失音。

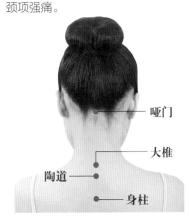

哑门
大椎
陶道
身柱

风府 Fēngfǔ

【定位】在颈后部，枕外隆凸直下，两侧斜方肌之间凹陷中。

【快速取穴】正坐，头稍仰，从项后发际正中
向上推至枕骨处的止点即是。

【用法】向下颌方向斜刺 0.5 ～ 1.0 寸，针尖
切不可向上，以免误伤延髓；禁灸。

【主治】咽喉肿痛、头痛、眩晕、中风、颈项强痛、
鼻出血。

哑门风府只宜刺，
中风舌缓不能言，
颈项强急及瘿疬，
头风百病与伤寒。

脑户 Nǎohù

【定位】在头部，枕外隆凸的上缘凹陷处。

【快速取穴】正坐或俯卧，后发际正中直上 2.5 寸，风府上 1.5 寸，当
枕外隆凸上缘之凹陷处。

【用法】平刺 0.5 ～ 1.0 寸，局部有酸胀感；可灸。

【主治】头晕、颈项强痛、癫痫、失音。

强间 Qiángjiān

【定位】在头部，当后发际正中直上 4 寸。

【快速取穴】正坐或俯伏，后正中线上，脑户上 1.5 寸，当前、后发际
连线的前 2/3 与后 1/3 交点处。

【用法】平刺 0.5 ～ 1.0 寸；可灸。

【主治】头痛、颈项强痛、癫痫。

后顶 Hòudǐng

【定位】在头部，当后发际正中直
上 5.5 寸。

【快速取穴】正坐或俯伏，后正中
线上，脑户上 3 寸，当前、后发
际连线的中点向后 0.5 寸处。

【用法】平刺 0.5 ～ 1.0 寸；可灸。

【主治】头痛、眩晕、癫痫、颈项
强痛。

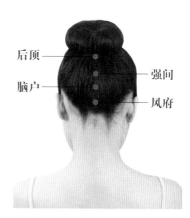

后顶
强间
脑户
风府

百会 Bǎihuì

【定位】在头部，当前发际正中直上5寸。

【快速取穴】折耳，两耳尖直上连线的中点处。

【用法】平刺0.5～1.0寸；可灸。

【主治】头痛、目痛、眩晕、鼻塞、耳鸣、中风、昏厥、癔症、癫痫、小儿惊风、脱肛、子宫脱垂。

百会主治卒中风，
兼治癫痫儿病惊。
大肠下气脱肛病，
提补诸阳气上升。

前顶 Qiándǐng

【定位】在头部，当前发际正中直上3.5寸。

【快速取穴】正坐或仰靠，于前、后发际连线的前1/4折点向后0.5寸处，百会与囟会连线的中点。

【用法】平刺0.3～0.5寸；可灸。

【主治】头痛、头晕、目眩、鼻渊、小儿惊风。

囟会 Xìnhuì

【定位】在头部，当前发际正中直上2寸。

【快速取穴】正坐或仰靠，于前、后发际连线的前1/6折点；或于上星后1寸处。

【用法】平刺0.3～0.5寸；可灸。小儿禁刺。

【主治】头痛、目眩、癫痫、小儿惊风、鼻衄、癫痫。

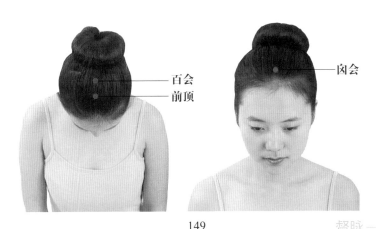

—百会
—前顶

—囟会

督脉

上星 Shàngxīng

【定位】在头部，当前发际正中直上1寸。

【快速取穴】正坐或仰靠位，于前发际中点入发际1寸处，或于神庭后0.5寸处。

【用法】平刺0.5～0.8寸；可灸。

【提示】小儿囟门未闭者禁针。

【主治】头痛、眩晕、目赤肿痛、迎风流泪、鼻衄、鼻渊。

上星通天主鼻渊，
息肉痔塞灸能瘥。
兼治头风目诸疾，
炷如小麦灼相安。

神庭 Shéntíng

【定位】在头部，当前发际正中直上0.5寸。

【快速取穴】正坐或仰靠，前发际中点入发际0.5寸处即是。如发际不明，可从眉心直上3.5寸处取穴。

【用法】平刺0.3～0.5寸；可灸。

【主治】头痛、眩晕、鼻渊、鼻衄、癫、狂、痫。

神庭主灸羊痫风，
目眩头痛灸脑空。

印堂 Yìntáng

【定位】在头部，当两眉毛内侧端中间的凹陷中。

【快速取穴】仰靠或仰卧，两眉头连线的中点。

【用法】平刺0.3～0.5寸，或点刺出血；可灸。

【主治】前额痛、眩晕、鼻出血、失眠、小儿惊风。

素髎 Sùliáo

【定位】在面部，当鼻尖的正中央。

【快速取穴】仰靠或仰卧，鼻尖中点。

【用法】向上斜刺0.3～0.5寸；或点刺出血；禁灸。

【主治】鼻流清涕、鼻塞、鼻衄、酒齄鼻。

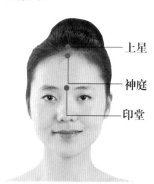

上星

神庭

印堂

水沟 Shuǐgōu

【定位】在面部，当人中沟上 1/3 与下 2/3 交点处。

【快速取穴】仰靠或仰卧，人中沟的上 1/3 与下 2/3 的交点处。

【用法】向上斜刺 0.3 ~ 0.5 寸；禁灸。

【主治】一切神昏之急救；口眼㖞斜、流涎、鼻塞、鼻衄、癫狂、水肿、消渴、腰脊强痛。

水沟中风口不开，
中恶癫痫口眼歪。
刺治风水头面肿，
灸治儿风急慢灾。

兑端 Duìduān

【定位】在面部，上唇结节的中点。

【快速取穴】仰靠或仰卧，当上唇的尖端，人中沟下端皮肤与口唇交界处。

【用法】向上斜刺 0.2 ~ 0.3 寸；禁灸。

【主治】癫痫、牙痛、口臭。

龈交 Yínjiāo

【定位】在上唇内，上唇系带与上牙龈的相接处。

【快速取穴】正坐仰头，提起上唇，上唇系带与牙龈交界处。

【用法】向上斜刺 0.2 ~ 0.3 寸；禁灸。

【主治】牙龈肿痛或出血、鼻塞、癫狂、小儿面部疮癣。

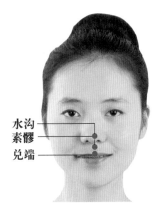

水沟
素髎
兑端

龈交

任脉

循行

起于胞中，下出会阴，循腹里，上关元，至咽喉，上颐循面入目。

主治病症

月经不调、阴挺遗精、阳痿、遗尿、小便不利等泌尿生殖系疾病；脘腹疼痛、肠鸣、呕吐腹泻等胃肠道疾病；咳嗽、咽喉肿痛、乳汁少等。

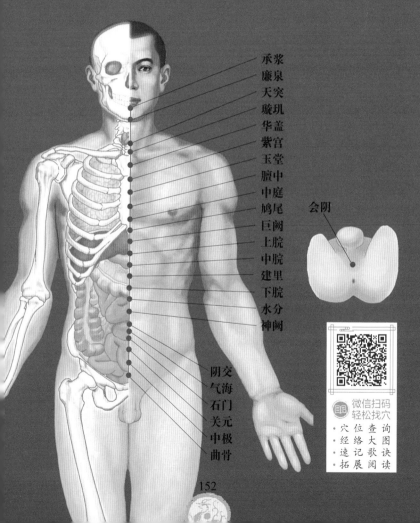

承浆
廉泉
天突
璇玑
华盖
紫宫
玉堂
膻中
中庭
鸠尾
巨阙
上脘
中脘
建里
下脘
水分
神阙

会阴

阴交
气海
石门
关元
中极
曲骨

微信扫码
轻松找穴

· 穴 位 查 询
· 经 络 大 图
· 速 记 歌 诀
· 拓 展 阅 读

152

速记歌诀

循行歌

任脉起于中极下，
会阴腹里上关元，
循内上行会冲脉，
浮外循腹至喉咽，
别络口唇承浆已，
过足阳明上颐间，
循面入目至睛明，
交督阴脉海名传。

任脉腧穴速记歌

任脉中行二十四，
会阴潜伏两阴间，
曲骨之前中极在，
关元石门气海边，
阴交神阙水分处，
下脘建里中脘前，
上脘巨阙连鸠尾，
中庭膻中玉堂联，
紫宫华盖循璇玑，
天突廉泉承浆端。

任脉腧穴分寸歌

任脉会阴两阴间，
曲骨毛际陷中安，
中极脐下四寸取，
关元脐下三寸连，
脐下二寸名石门，
脐下寸半气海全。
脐下一寸阴交穴，
脐之中央即神阙，
脐上一寸为水分，
脐上二寸下脘列。
脐上三寸名建里，
脐上四寸中脘许，
脐上五寸上脘在，
巨阙脐上六寸取，
鸠尾蔽骨下五分，
中庭膻下寸六取，
膻中即在两乳间，
膻上寸六玉堂主，
膻上紫宫三寸二，
膻上华盖四八举，
膻上璇玑六寸四，
玑上一寸天突起，
天突喉下约四寸，
廉泉颔下骨尖已，
承浆颐前唇棱下，
任脉中央行腹里。

会阴 Huìyīn

【定位】在会阴部,男性当阴囊根部与肛门连线的中点;女性当大阴唇后联合与肛门连线的中点。

【快速取穴】男子于阴囊后端与肛门前端连线的中点取;女子于大阴唇后联合部与肛门前端连线的中点取。

【用法】直刺0.5~1.0寸;不宜灸。孕妇慎用。

【主治】小便难、遗尿、阴痛、阴痒、痔、遗精、月经不调。

曲骨 Qūgǔ

【定位】在下腹部,前正中线上,耻骨联合上缘的中点处。

【快速取穴】仰卧位,耻骨联合上缘中点,腹白线上。

【用法】直刺0.5~1.0寸,孕妇禁针;可灸。

【主治】小便不利、遗尿、遗精、阳痿、疝气、月经不调、赤白带下。

中极 Zhōngjí 膀胱募穴

【定位】在下腹部,前正中线上,当脐中下4寸。

【快速取穴】仰卧位,在前正中线上,脐与耻骨联合上缘中点(曲骨)的连线长度为5寸,曲骨上1寸即是。

【用法】直刺1.0~1.5寸,孕妇禁针;可灸。

【主治】遗精、疝气、阳痿、遗尿、月经不调、崩漏、带下、子宫脱垂、阴痒、不孕、产后恶露不尽。

> 中极下元虚寒病,
> 一切痼冷总皆宜。

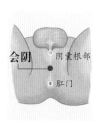

会阴　阴囊根部　肛门

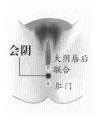

会阴　大阴唇后联合　肛门

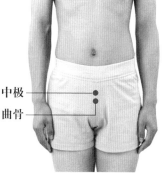

中极　曲骨

关元 Guānyuán 小肠募穴

【定位】在下腹部，前正中线上，当脐中下3寸。

【快速取穴】仰卧位，在前正中线上，脐与耻骨联合上缘中点（曲骨）的连线长度为5寸，曲骨上2寸即是。

【用法】直刺1.0～1.5寸；可灸。孕妇慎用。

【主治】疝气、小腹疼痛、遗精、阳痿、早泄、月经不调、痛经、赤白带下、子宫脱垂、不孕、尿频、尿急、腹泻、虚劳羸瘦。保健灸的常用穴。

石门 Shímén 三焦募穴

【定位】在下腹部，前正中线上，当脐中下2寸。

【快速取穴】仰卧位，脐与耻骨联合上缘中点连线的上2/5与下3/5的交点处，腹白线上。

【用法】直刺1.0～1.5寸；可灸。孕妇慎用。

【主治】泄泻、水肿、小便不利、遗精、阳痿、早泄、不育、月经不调、恶露不尽。

气海 Qìhǎi 肓之原穴

【定位】在下腹部，前正中线上，当脐中下1.5寸。

【快速取穴】仰卧位，脐与关元连线的中点。

【用法】直刺1.0～1.5寸；可灸。

【主治】虚脱、泄泻、虚劳羸瘦、疝气、腹痛、小便不利、遗尿、遗精、阳痿、月经不调、带下、子宫脱垂、恶露不尽。保健灸的常用穴。

气海主治脐下气，
关元诸虚泻浊遗。

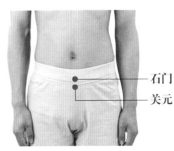

石门
关元

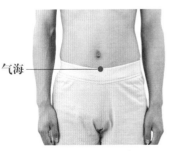

气海

任脉

阴交 Yīnjiāo

【定位】在下腹部，前正中线上，当脐中下1寸。

【快速取穴】仰卧位，脐中与石门连线的中点；或腹白线上，脐与耻骨联合上缘中点连线的上1/5与下4/5的交点处。

【用法】直刺1.0～1.5寸；可灸。

【主治】疝气、腹痛、水肿、小便不利、月经不调、赤白带下、不孕。

神阙 Shénquè

【定位】在上腹部，脐中央。

【快速取穴】仰卧，脐正中。

【用法】禁针；宜灸，常用隔姜灸、隔盐灸，亦可用艾条灸。

【主治】绕脐腹痛、腹胀、肠鸣、泄泻、水肿、小便不利、中风脱证。

神阙百病老虚泻，
产胀溲难儿脱肛。

水分 Shuǐfēn

【定位】在上腹部，前正中线上，当脐中上1寸。

【快速取穴】仰卧位，在中腹部，脐中向上1指宽处。

【用法】直刺1.0～1.5寸；可灸。

【主治】腹痛、小腹胀满坚硬、小便不利、水肿。

水分胀满脐突硬，
水道不利灸之良。

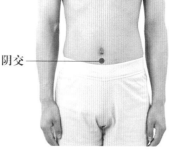

阴交

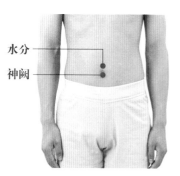

水分
神阙

下脘 Xiàwǎn

【定位】在上腹部，前正中线上，当脐中上 2 寸。

【快速取穴】仰卧位，剑突尖至脐中连线的下 1/4 与上 3/4 的交点处。

【用法】直刺 1.0 ～ 1.5 寸；可灸。

【主治】腹满、腹中包块、呕吐、呃逆、消化不良。

建里 Jiànlǐ

【定位】在上腹部，前正中线上，当脐中上 3 寸。

【快速取穴】仰卧位，剑突尖至脐中连线的下 3/8 与上 5/8 的交点处；
或中脘直下 1 寸。

【用法】直刺 1.0 ～ 1.5 寸；可灸。

【主治】胃痛、腹胀、呕吐、食欲缺乏、腹痛、肠鸣、水肿。

中脘 Zhōngwǎn 胃之募穴，八会穴之腑会

【定位】在上腹部，前正中线上，当脐中上 4 寸。

【快速取穴】仰卧，在前正中线上，剑突尖与脐中连线的中点。

【用法】直刺 1.0 ～ 1.5 寸；可灸。

【主治】胃痛、腹痛、腹胀、泄泻、便秘、呕吐、黄疸。

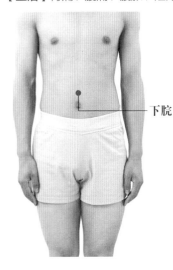
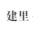
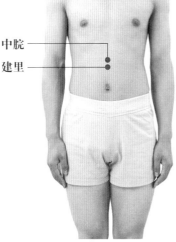

中脘

建里

下脘

任脉

上脘 Shàngwǎn

【**定位**】在上腹部,前正中线上,当脐中上 5 寸。

【**快速取穴**】仰卧位,剑突尖至脐中连线的上 3/8 与下 5/8 的交点处。

【**用法**】直刺 0.5 ~ 1.0 寸;可灸。

【**主治**】胃痛、腹胀、腹痛、呕吐、呃逆、食欲缺乏、癫痫。

巨阙 Jùquè 心之募穴

【**定位**】在上腹部,前正中线上,当脐中上 6 寸。

【**快速取穴**】仰卧位,剑突尖至脐中连线的上 1/4 与下 3/4 的交点处。

【**用法**】向下斜刺 0.3 ~ 0.6 寸;可灸。

【**主治**】胸痛、心痛、心烦、惊悸、腹痛、呕吐、吞酸、癫痫。

鸠尾 Jiūwěi 任脉络穴,膈之原穴

【**定位**】在上腹部,前正中线上,当剑胸结合下 1 寸。

【**快速取穴**】仰卧位,剑突尖至脐中连线上,剑突尖下 1 寸处。

【**用法**】向下斜刺 0.3 ~ 0.6 寸;可灸。

【**主治**】胸闷、胸痛、气喘、腹胀、呃逆、癫痫。

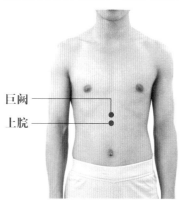
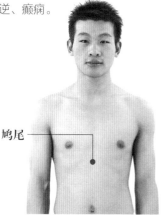

巨阙

上脘

鸠尾

中庭 Zhōngtíng

【定位】在前胸部，前正中线上，剑突尖所在处。

【快速取穴】仰卧位，剑突尖所在处。

【用法】向下斜刺 0.3 ~ 0.5 寸；可灸。

【主治】胸胁胀满、噎膈、呕吐。

膻中 Dànzhōng 心包募穴，八会穴之气会

【定位】在前胸部，当前正中线上，横平第 4 肋间隙。

【快速取穴】仰卧位，在前正中线上，平第 4 肋间隙（男性约与乳头平齐）。

【用法】平刺 0.3 ~ 0.5 寸；可灸。

【主治】咳嗽、气短、胸闷、心胸痛、噎膈、乳汁不足。

> 膻中穴主灸肺痛，咳嗽哮喘及气瘿。

玉堂 Yùtáng

【定位】在前胸部，当前正中线上，横平第 3 肋间隙。

【快速取穴】仰卧或正坐，前正中线平第 3 肋间隙处。

【用法】平刺 0.3 ~ 0.5 寸；可灸。

【主治】胸闷、胸痛、咳嗽、气喘、乳房胀痛、呕吐。

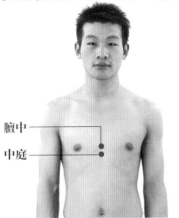

膻中
中庭

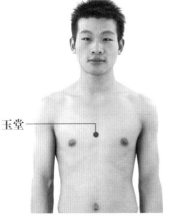

玉堂

任脉

紫宫 Zǐgōng

【定位】在前胸部，当前正中线上，横平第2肋间隙。

【快速取穴】仰卧或正坐位，前正中线平第2肋间隙处。

【用法】平刺0.3～0.5寸；可灸。

【主治】胸痛、咳嗽、气喘。

华盖 Huágài

【定位】在前胸部，当前正中线上，横平第1肋间隙。

【快速取穴】仰卧或正坐位，前正中线平第1肋间隙处。

【用法】平刺0.3～0.5寸；可灸。

【主治】咳嗽、气喘、胸肋胀痛。

璇玑 Xuánjī

【定位】在前胸部，当前正中线上，胸骨上窝下1寸。

【快速取穴】仰卧或仰靠，天突下1寸，第1胸肋关节之间。

【用法】平刺0.3～0.5寸；可灸。

【主治】咳嗽、气喘、咽喉肿痛、胸痛。

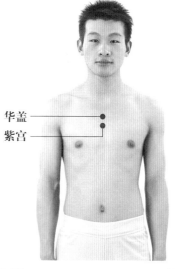

华盖
紫宫

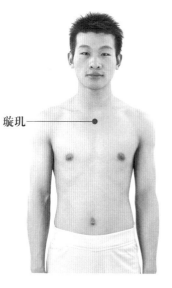

璇玑

天突 Tiāntū

【定位】在颈前部，当前正中线上，胸骨上窝中央。

【快速取穴】仰靠，两锁骨中央凹陷处。

【用法】先直刺进入皮下，然后将针尖转向下方，沿胸骨柄后方、气管前方缓缓刺入，深 0.5 ~ 1.0 寸，注意防止刺伤肺、气管、心血管；可灸。

【主治】哮喘、咳嗽、咽喉肿痛、胸痛、咯血、失音、瘿瘤、噎膈。

廉泉 Liánquán

【定位】在颈前部，当前正中线上，甲状软骨上缘（约相当于喉结处）上方，舌骨上缘凹陷处。

【快速取穴】取法同定位。

【用法】针尖向咽喉部刺入 0.5 ~ 0.8 寸；可灸。

【主治】舌下肿痛、吞咽困难、舌纵涎出、中风失语。

承浆 Chéngjiāng

【定位】在面部，当颏唇沟的正中凹陷处。

【快速取穴】仰靠或仰卧，在前正中线上，颏唇沟的正中凹陷处。

【用法】斜刺 0.3 ~ 0.5 寸；可灸。

【主治】口㖞、唇紧、牙痛、失音、癫狂、消渴多饮、头项强痛。

承浆主治男七疝，
女子瘕聚儿紧唇。
偏风不遂刺之效，
消渴牙疳灸功深。

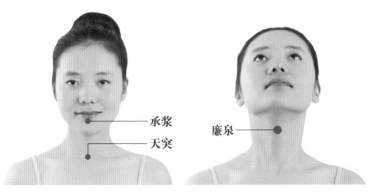

承浆
天突
廉泉

任脉

经外奇穴

经外奇穴，是指不归属于十四经，但具有一定名称、固定位置且疗效显著的腧穴。它们分布比较分散，大多不在十四经循行路线上，但与经络系统仍有一定关系。有的经外奇穴并不专指某一个部位，而是指一组腧穴，如十宣、八邪、八风等。

头颈部奇穴

四神聪 Sìshéncōng

【定位】在头部，当百会前后左右各旁开1寸，共4穴。

【快速取穴】仰靠，先取头部前后正中线与耳郭尖端连线的交叉点，再向前、后、左、右各开1寸即是。后神聪在前后发际正中连线的中点处。

【用法】平刺0.5～0.8寸；可灸。

【主治】头痛、眩晕、失眠、健忘、癫痫。

当阳 Dāngyáng

【定位】在头部，当瞳孔直上，前发际上1寸。

【快速取穴】正坐，两眼平视前方，瞳孔直上入发际1寸。

【用法】平刺0.3～0.5寸；可灸。

【主治】头痛、头昏目眩、目赤肿痛、感冒、鼻塞。

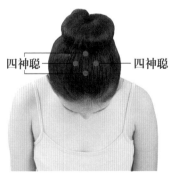

四神聪　　　　四神聪

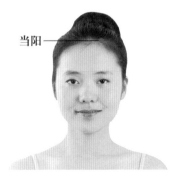

当阳

经外奇穴

鱼腰 Yúyāo

【定位】在头部，瞳孔直上，眉毛中。

【快速取穴】正坐平视前方，瞳孔直上的眉中点。

【用法】平刺 0.3 ~ 0.5 寸；禁灸。

【主治】眉棱骨痛、目赤肿痛、目翳、眼睑下垂、口眼㖞斜。

太阳 Tàiyáng

【定位】在头部，当眉梢与目外眦之间,向后约 1 横指（中指）的凹陷处。

【快速取穴】正坐或仰卧，额骨的眉弓外侧端旁开可按取凹陷，凹陷正中即是。

【用法】直刺或斜刺 0.3 ~ 0.5 寸；或点刺出血；禁灸。

【主治】头痛、眩晕、目赤肿痛、目涩、口眼㖞斜。

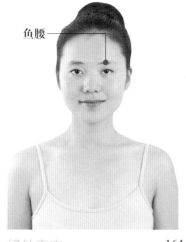

鱼腰

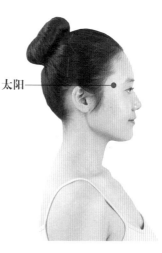

太阳

耳尖 Ěrjiān

【定位】在耳区，外耳轮的最高点。

【快速取穴】正坐或侧伏，将耳郭向前折压，耳郭上方的尖端处。

【用法】直刺 0.1~0.2 寸，或用三棱针点刺出血；可灸。

【主治】目疾、头痛、发热、咽喉肿痛。

球后 Qiúhòu

【定位】在面部，眼球与眶下球之间，当眶下缘外 1/4 与内 3/4 交界处。

【快速取穴】正坐仰靠，嘱患者闭目，目眶下缘的外 1/4 折点处，承泣的稍外上方。

【用法】轻推眼球向上，沿眶下缘从外下向内上方沿眼球缓慢直刺 0.5 ~ 1.0 寸。

【主治】目赤肿痛、白内障、睑腺炎等眼部疾患。

上迎香 Shàngyíngxiāng

【定位】在面部，鼻翼软骨与鼻甲交界处，近鼻翼沟上端处。

【快速取穴】仰靠位，取法同定位。

【用法】向内上方斜刺 0.3 ~ 0.5 寸；可灸。

【主治】鼻塞、鼻渊、鼻部疮疖、目赤肿痛、迎风流泪。

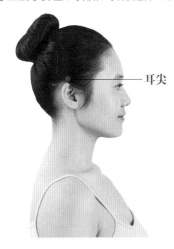

耳尖

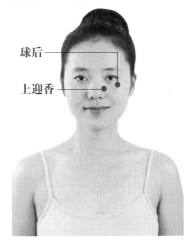

球后

上迎香

经外奇穴

内迎香 Nèiyíngxiāng

【定位】在鼻孔内，当鼻翼软骨与鼻甲交界的黏膜处。

【快速取穴】正坐仰靠或仰卧，在鼻孔内，上迎香相对处的鼻黏膜上。

【用法】用三棱针点刺出血。有出血体质者禁用。

【主治】鼻塞、目赤肿痛。

聚泉 Jùquán

【定位】位于口腔内，当舌背正中缝的中点处。

【快速取穴】取法同定位。

【用法】直刺 0.1 ~ 0.2 寸，或点刺出血；可灸。

【主治】咳嗽、哮喘、舌强、舌缓、味觉减退、消渴。

海泉 Hǎiquán

【定位】在口腔内，当舌下系带中点处。

【快速取穴】仰靠，张口，舌上卷，在舌下系带的中点。

【用法】手持纱布牵舌向外，直刺 0.1 ~ 0.2 寸或点刺出血。

【主治】重舌肿胀、舌缓不收、消渴。

金津 Jīnjīn

【定位】在口腔内，在舌系带左侧舌下神经伴行静脉可见部分的中点处。

【快速取穴】仰靠，张口，舌上卷，暴露舌下静脉，左侧静脉中点即是。

【用法】点刺出血。

【主治】舌强、舌肿、口疮、失语、消渴、咽喉肿痛。

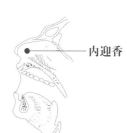

内迎香

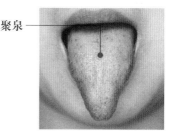

聚泉

玉液 Yùyè

【定位】在口腔内，在舌系带右侧舌下神经伴行静脉可见部分的中点处。

【快速取穴】仰靠，张口，舌上卷，暴露舌下静脉，右侧静脉中点即是。

【用法】点刺出血。

【主治】舌强、舌肿、口疮、失语、消渴、咽喉肿痛。

牵正 Qiānzhèng

【定位】在面颊部，当耳垂前 0.5 ~ 1 寸处，与耳垂中点相平。

【快速取穴】正坐或侧伏，在耳垂前方 0.5 寸，与耳垂中点相平处触及结节或敏感点即是。

【用法】向前斜刺 0.5 ~ 1.0 寸；可灸。

【主治】面瘫、口腔溃疡、口臭、牙痛。

翳明 Yìmíng

【定位】在项部，当翳风后 1 寸。

【快速取穴】正坐位，头略前倾，乳突后下方处即是。

【用法】直刺 0.5 ~ 1.0 寸；可灸。

【主治】耳鸣、失眠、健忘、眼病。

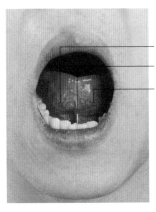

玉液
海泉
金津

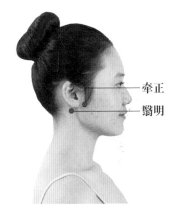

牵正
翳明

经外奇穴

安眠 Ānmián

【定位】在项部，当翳风与风池连线的中点。

【快速取穴】俯伏或侧伏，当翳风与风池连线的中点。

【用法】直刺 0.5 ~ 1.0 寸；可灸。

【主治】眩晕、失眠、心悸、癫狂。

新设 Xīnshè

【定位】在项部，当第 4 颈椎横突端，斜方肌外缘。

【快速取穴】正坐或俯伏，在斜方肌外缘，后发际下 1.5 寸，风池正下方处。

【用法】直刺 0.5 ~ 0.8 寸，可灸。

【主治】枕神经痛、项肌痉挛及扭伤、项部及肩背部疼痛。

颈百劳 Jǐngbǎiláo

【定位】位于项部，第 7 颈椎棘突直上 2 寸，后正中线旁开 1 寸。

【快速取穴】正坐位，头稍前倾或俯卧位，当大椎直上 2 寸，后正中线旁开 1 寸。

【用法】直刺 0.5 ~ 1.0 寸；可灸。

【主治】颈项强痛、瘰疬。

血压点 Xuèyādiǎn

【定位】在项部，第 6、7 颈椎棘突间，旁开 2 寸。

【快速取穴】正坐或俯卧，大椎穴直上 1 个棘突，旁开 2 寸处。

【用法】直刺 0.5~1.0 寸；可灸。

【主治】高血压、低血压。

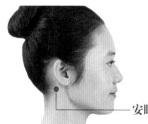

安眠

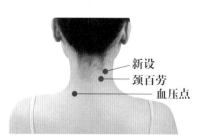

新设
颈百劳
血压点

胸腹部奇穴

子宫 Zǐgōng

【定位】在下腹部，当脐中下 4 寸，前正中线旁开 3 寸。

【快速取穴】仰卧，脐下 4 寸，胃经线与脾经线中间，横平中极。

【用法】直刺 0.8 ~ 1.2 寸；可灸。

【主治】子宫脱垂、月经不调、痛经、不孕。

提托 Títuō

【定位】在下腹部，脐中下 3 寸，前正中线旁开 4 寸。

【快速取穴】仰卧位，脐下 3 寸，旁开 4 寸处。

【用法】直刺 1.0~1.5 寸；可灸。

【主治】子宫脱垂、痛经、下腹痛、疝气痛、肾下垂。

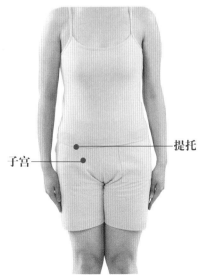

提托

子宫

经外奇穴

背部奇穴

定喘 Dìngchuǎn

【定位】在脊柱区，横平第7颈椎棘突下，后正中线旁开0.5寸。

【快速取穴】俯伏或俯卧，先在后正中线上取第7颈椎棘突下的大椎，大椎旁开0.5寸即是。

【用法】直刺0.5～1.0寸；可灸。

【主治】哮喘、咳嗽。

夹脊 Jiájǐ

【定位】在脊柱区，当第1胸椎棘突至第5腰椎棘突下两侧，后正中线旁开0.5寸，左右各17穴。

【快速取穴】俯卧，第1胸椎棘突至第5腰椎棘突下凹陷旁开0.5寸，左右各17穴。

【用法】直刺0.3～0.5寸，或用梅花针叩刺；可灸。

【主治】上胸段穴位主治心、肺、上肢疾病；下胸段穴位主治胃、肠、肝、胆疾病；腰段穴位主治腰、腹及下肢疾病。

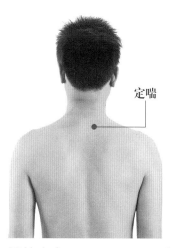

定喘

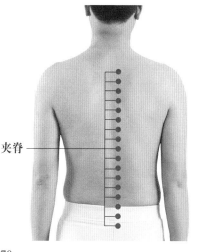

夹脊

胃脘下俞 Wèiwǎnxiàshù

【定位】在脊柱区，当第 8 胸椎棘突下，后正中线旁开 1.5 寸。

【快速取穴】俯卧位，在膈俞与肝俞中间，横平第 8 胸椎棘突下。

【用法】斜刺 0.3 ~ 0.5 寸；可灸。

【主治】胃痛、咽干、消渴。

接脊 Jiējǐ

【定位】在背部，第 12 胸椎棘突下凹陷中。

【快速取穴】俯伏或俯卧，先取约与两肩胛骨下角平齐的第 7 胸椎棘突，再向下摸 5 个胸椎棘突下方凹陷中即是。

【用法】向上斜刺 0.5 ~ 1.0 寸；可灸。

【主治】消化不良、脊背疼痛、腰痛、肠炎、癫痫。

痞根 Pǐgēn

【定位】在腰部，当第 1 腰椎棘突下，后正中线旁开 3.5 寸处。

【快速取穴】俯卧位，肓门外 0.5 寸。

【用法】直刺 0.5 ~ 1.0 寸；可灸。

【主治】腹部痞块。

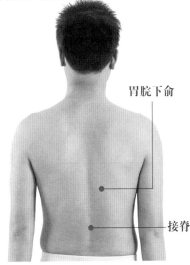

胃脘下俞

接脊

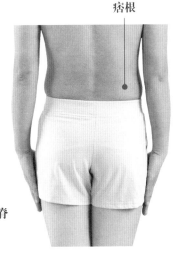

痞根

经外奇穴

腰眼 Yāoyǎn

【定位】在腰部，当第 4 腰椎棘突下，后正中线旁开约 3.5 寸凹陷中。

【快速取穴】直立时，约横平腰阳关两侧的圆形凹陷中。

【用法】直刺 0.5 ~ 1.0 寸；可灸。

【主治】腰痛、月经不调、带下、尿频。

十七椎 Shíqīzhuī

【定位】在腰部，当后正中线上，第 5 腰椎棘突下。

【快速取穴】俯卧位，先取与两髂嵴最高点连线相平的腰阳关，再向下 1 个腰椎棘突下的凹陷处。

【用法】直刺 0.5 ~ 1.0 寸；可灸。

【主治】月经不调、腰骶痛、下肢瘫痪。

腰宜 Yāoyí

【定位】在腰区，横平第 4 腰椎棘突下，后正中线旁开 3 寸。

【快速取穴】俯卧位，两髂前上嵴水平两线与后正中线交点处的棘突下方，后正中线旁开 3 寸处。

【用法】直刺 1.0~1.2 寸，或向脊柱方向平刺 2.5 ~ 3.0 寸；可灸。

【主治】软组织损伤、腰痛、脊柱肌痉挛。

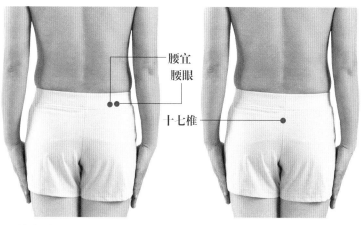

腰宜
腰眼

十七椎

上肢部奇穴

肘尖 Zhǒujiān

【定位】在肘后区，当尺骨鹰嘴的尖端。

【快速取穴】两手叉腰，屈肘约90度角，尺骨鹰嘴的尖端。

【用法】多用灸法。

【主治】痈疽、瘰疬。

二白 Èrbái

【定位】在前臂前区，腕掌侧远端横纹上4寸，桡侧腕屈肌腱的两侧，一臂2穴。

【快速取穴】屈腕，其中一个穴点在间使后1寸两条肌腱间，另一个穴点在桡侧腕屈肌腱桡侧，腕横纹上4寸。

【用法】直刺0.5~0.8寸；可灸。

【主治】痔、脱肛、便血。

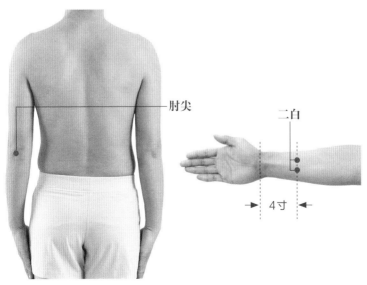

肘尖

二白

4寸

经外奇穴

中泉 Zhōngquán

【定位】在前臂后区，腕背侧远端横纹上，当指总伸肌腱桡侧凹陷处。

【快速取穴】在腕背横纹中，阳溪与阳池的连线中点处。

【用法】直刺 0.3 ~ 0.5 寸；可灸。

【主治】胸闷、心痛、咳嗽、气喘、胃痛。

中魁 Zhōngkuí

【定位】在中指背侧近侧指间关节的中点处。

【快速取穴】握拳手掌向心，中指背侧近端指间关节横纹中点即是。

【用法】多用灸法。

【主治】呃逆、牙痛。

大骨空 Dàgǔkōng

【定位】在拇指背侧掌指关节中点处。

【快速取穴】拇指微屈，掌心向下，在拇指背侧指间关节的中点处。

【用法】多用灸法。

【主治】眼痛、白内障、鼻出血、呕吐、腹泻。

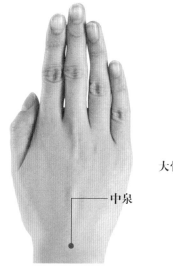
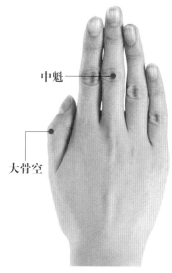

中魁

大骨空

中泉

小骨空 Xiǎogǔkōng

【定位】在小指背面近侧指间关节中点处。

【快速取穴】掌心向下，在小指背侧近端指间关节的中点处。

【用法】多用灸法。

【主治】眼痛、咽喉痛。

腰痛点 Yāotòngdiǎn

【定位】在手背，第2、第3掌骨间及第4、第5掌骨之间，当腕背侧远端横纹与掌指关节中点处，左右共4个穴。

【快速取穴】俯掌。在手背侧，当第2、第3掌骨及第4、第5掌骨之间，当腕横纹与掌指关节中点处，一侧2穴，左右共4个穴位。

【用法】直刺0.3～0.5寸；可灸。

【主治】急性腰扭伤。

外劳宫 Wàiláogōng

【定位】在手背，当第2、第3掌骨之间，掌指关节后0.5寸（指寸）处。

【快速取穴】俯掌，位于手背中央，与劳宫相对应（第2、第3掌骨间掌指关节后约0.5寸）的骨缝凹陷。

【用法】直刺0.5～0.8寸；可灸。

【主治】手背红肿、手指麻木、落枕、腹泻、消化不良、小儿惊风。

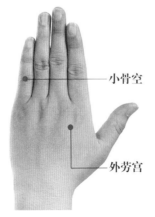

小骨空
外劳宫

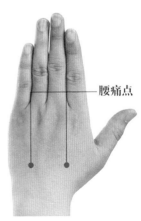

腰痛点

经外奇穴

八邪 Bāxié

【定位】在手背，第1至第5指间，指蹼缘后方赤白肉际处，左右各4穴。

【快速取穴】微握拳，第1至第5指间的指缝纹端凹陷中。

【用法】向下斜刺0.5～0.8寸，或点刺出血；可灸。

【主治】手背肿痛、手指麻木、目痛、咽痛、毒蛇咬伤。

四缝 Sìfèng

【定位】在手指，第2至第5指掌面近侧指间关节横纹的中央，左右各4穴。

【快速取穴】展掌，在第2至第5指掌侧，近端指关节的横纹中点。

【用法】直刺0.1~0.2寸，挤出少许黄白色透明黏液或出血。

【主治】小儿疳积、百日咳。

十宣 Shíxuān

【定位】在手指，十指尖端，距指甲游离缘0.1寸（指寸），左右共10穴。

【快速取穴】仰掌，十指微屈，十指尖端距指甲游离缘0.1寸处，其中中指尖端中点即中冲。

【用法】直刺0.1～0.2寸；或点刺出血。

【主治】晕厥、中暑、高热、小儿惊厥。

十宣

八邪

四缝

下肢部奇穴

髋骨 Kuāngǔ

【定位】在大腿前部，梁丘两旁各 1.5 寸，一腿 2 穴，左右共 4 穴。

【快速取穴】在大腿前面下部，当梁丘两旁各 1.5 寸，左右腿各 2 穴。

【用法】直刺 0.5 ~ 1 寸；可灸。

【主治】腿痛、膝关节痛、风湿性关节炎。

鹤顶 Hèdǐng

【定位】在膝上部，髌底的中点上方凹陷处。

【快速取穴】屈膝，髌骨上缘中点上方之凹陷处。

【用法】直刺 0.5~0.8 寸；可灸。

【主治】膝痛、足胫无力、鹤膝风。

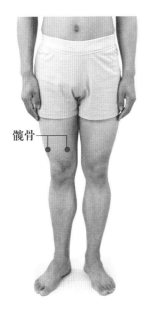

髋骨

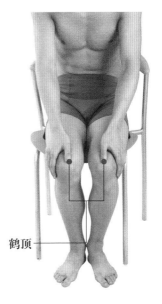

鹤顶

177

百虫窝 Bǎichóngwō

【定位】在大腿内侧，髌底内侧端上3寸。

【快速取穴】正坐屈膝或仰卧，髌骨内上角上3寸（血海上1寸）。

【用法】直刺0.5～1.0寸；可灸。

【主治】风疹、荨麻疹、湿疹、虫积。

内膝眼 Nèixīyǎn

【定位】在膝部，髌韧带内侧凹陷处的中央。

【快速取穴】屈膝，膝关节伸侧面，髌韧带内侧凹陷中，与犊鼻内外相对。

【用法】向膝中斜刺0.5～1.0寸，或透刺对侧膝眼；可灸。

【主治】膝痛、鹤膝风、腿痛。

胆囊 Dǎnnáng

【定位】在小腿外侧上部,当腓骨小头前下方凹陷处(阳陵泉)直下2寸。

【快速取穴】正坐或侧卧，阳陵泉直下的压痛最明显处。

【用法】直刺1.0～1.5寸；可灸。

【主治】黄疸、急慢性胆囊炎、胆石症、胆道蛔虫症。

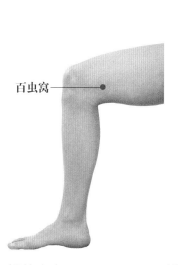

百虫窝

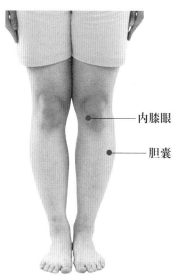

内膝眼

胆囊

阑尾 Lánwěi

【定位】在小腿前侧上部，髌韧带外侧凹陷下5寸，胫骨前嵴旁开1横指（中指）下约2寸处。

【快速取穴】正坐或仰卧屈膝，当犊鼻下5寸，足三里与上巨虚两穴之间压痛最明显处。

【用法】直刺1.0～1.5寸；可灸。

【主治】急慢性阑尾炎、下肢瘫痪。

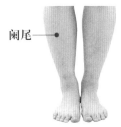

阑尾

内踝尖 Nèihuáijiān

【定位】内踝的最凸起处。

【快速取穴】在足内侧面，当内踝突起处。

【用法】禁刺；可灸。

【主治】足内踝痛、牙痛、扁桃体炎。

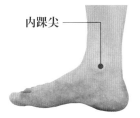

内踝尖

外踝尖 Wàihuáijiān

【定位】外踝的最凸起处。

【快速取穴】在足外侧面，当外踝突起处。

【用法】禁刺；可灸。

【主治】足外踝痛、牙痛、扁桃体炎、脚气。

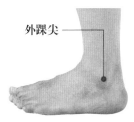

外踝尖

八风 Bāfēng

【定位】足背，第1至第5趾间，趾蹼缘后方赤白肉际处。一足4穴，左右共8个穴位。

【快速取穴】正坐或仰卧位，足背各趾间的缝纹端。

【用法】向上斜刺0.5～0.8寸，或用三棱针点刺出血；可灸。

【主治】足跗肿痛、足趾麻木、脚气、毒蛇咬伤。

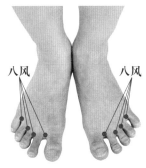

八风　　八风

经外奇穴

里内庭 Lǐnèitíng

【定位】在足底，第 2、第 3 跖趾关节前方凹陷处。

【快速取穴】仰卧，在足底第 2 趾、第 3 趾指缝间，与内庭相对处。

【用法】直刺 0.3~0.5 寸；可灸。

【主治】小儿惊风、癫痫、足趾痛。

独阴 Dúyīn

【定位】在足底，第 2 趾的跖侧远侧趾间关节的中点。

【快速取穴】仰卧位，在第 2 趾跖关节侧面，远端趾节横纹中点。

【用法】直刺 0.1 ~ 0.2 寸；可灸。孕妇禁用。

【主治】呕吐、吐血、月经不调、疝气。

气端 Qìduān

【定位】在足十趾尖端，距趾甲游离缘 0.1 寸（指寸），左右各 5 穴。

【快速取穴】伸足，十趾趾腹尖端。

【用法】直刺 0.1 ~ 0.2 寸；可灸。

【主治】昏迷、中风、足趾麻木、脚背红肿疼痛。

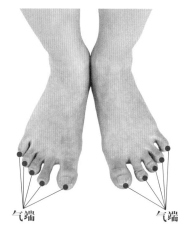

气端　　气端

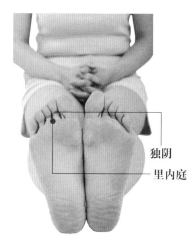

独阴
里内庭